ÉTUDE

SUR LES

FRACTURES DU COL DE L'OMOPLATE

ET

DE LA CAVITÉ GLÉNOÏDE

PAR

Raphaël CAVAYÉ

DOCTEUR EN MÉDECINE DE LA FACULTÉ DE PARIS

PARIS
ALPHONSE DERENNE
52, Boulevard Saint-Michel, 52
1882

ÉTUDE

SUR LES

FRACTURES DU COL DE L'OMOPLATE

ET

DE LA CAVITÉ GLÉNOÏDE

PAR

Raphaël CAVAYÉ

DOCTEUR EN MÉDECINE DE LA FACULTÉ DE PARIS

PARIS
ALPHONSE DERENNE
52, Boulevard Saint-Michel, 52
1882

A MON PÈRE

A MA MÈRE

A MA SOEUR ET A MON FRÈRE

A TOUS CEUX QUE J'AIME

A M. LE DOCTEUR FARABEUF

Professeur agrégé à la Faculté de médecine
Chef des Travaux anatomiques

A MON PRÉSIDENT DE THÈSE

M. LE PROFESSEUR RICHET

Professeur de clinique chirurgicale à la Faculté de médecine de Paris
Membre de l'Académie de médecine
Commandeur de la Légion d'honneur

ETUDE

SUR LES

FRACTURES DU COL DE L'OMOPLATE

ET DE LA CAVITÉ GLÉNOIDE

AVANT-PROPOS.

Ayant eu l'occasion d'observer dans le service de M. le professeur Richet, à l'Hôtel-Dieu, un cas de fracture du col de l'omoplate, et me souvenant que j'en avais vu un autre dès le début de mes études médicales, dont j'avais conservé l'observation, je pensai qu'il ne serait peut-être pas inutile de faire quelques recherches sur ces fractures, ainsi que celles de la cavité glénoïde, leur fréquence, leur cause, leurs variétés, leurs signes et leur traitement.

C'est leur rareté même qui m'y encouragea : elle est telle en effet, que si nous examinons les diverses statistiques concernant les fractures en général comparées à celles de l'omoplate en particulier, nous verrons que M. le professeur Panas dans son article « Epaule » du dictionnaire de médecine et de chirurgie pratiques, donne sur 4259 fractures diverses, 22 fractures seulement pour l'omoplate. Malgaigne, dans son traité des fractures et des luxations, dit que sur 2358 fractures observées à l'Hôtel-

Dieu, 4 seulement intéressaient l'omoplate. Enfin, le chirurgien anglais Lonsdale en a relevé 18 cas sur 1901 fractures observées à l'hôpital de Middlesex.

Comme on le voit, cette dernière moyenne est beaucoup plus forte que les deux autres. Or, si l'on veut bien remarquer que tous les auteurs sont unanimes à considérer la fracture du col de l'omoplate comme la plus rare de toutes celles qui peuvent intéresser cet os, on ne sera point surpris que certains chirurgiens aillent jusqu'à en nier la possiblité, mais bien à tort, ainsi que nous le prouverons par des observations avec autopsie. D'autres, sans la nier absolument la mettent fortement en doute et pensent que dans la plupart des cas considérés comme tels, il s'agissait bien plutôt d'une luxation de l'épaule ou d'une fracture de la tête humérale.

Comme d'un autre côté, ses signes sont assez obscurs, et que, par suite des violences mêmes qui la provoquent, les renseignements fournis par les blessés sont le plus souvent très peu précis, il nous a paru utile d'étudier le mécanisme de sa production. Pour arriver à ce résultat, nous avons fait des expériences sur des cadavres. M. Farabeuf, sous l'habile direction duquel est placée l'Ecole pratique, a bien voulu mettre à ma disposition tous les éléments nécessaires, je suis heureux de pouvoir lui en témoigner ici toute ma gratitude.

C'est sous l'inspiration de mon excellent ami, M. le Dr Bazy, chef de clinique chirurgicale à l'Hôtel-Dieu, que ce travail a été entrepris, et il n'a cessé de me donner les meilleurs conseils; qu'il reçoive donc aussi tous mes remercîments.

HISTORIQUE.

La rareté des fractures du col de l'omoplate jointe à l'obscurité des signes qui peuvent la faire reconnaître, est, sans doute, la cause du silence que gardent les anciens chirurgiens à son égard. Il n'en est pas fait mention, en effet, dans les auteurs grecs, romains ou arabes : leurs traités généraux n'en parlent pas.

Albucasis, dans son traité de chirurgie, consacre à peine quelques lignes aux fractures de l'omoplate dans son article (*De restauratione fracturæ scapulæ. Sectio sexta*), et encore, comme l'indique le titre de ce chapitre, ne donne-t-il que quelques indications très-vagues et fort incomplètes au point de vue du traitement, sans dire un seul mot soit des variétés de ces fractures, soit de leur mécanisme, soit de leur gravité. On ne peut donc savoir si la fracture du col lui était connue ou non. Il faut arriver au dix-huitième siècle pour la voir étudiée et discutée par les divers chirurgiens de ce temps. J. L. Petit, dans ses œuvres chirurgicales dit à propos des fractures de l'omoplate : « cet os peut être cassé dans son corps ou dans ses appendices : son corps peut être cassé en deux pièces ou plus ; ses appendices, comme l'apophyse acromion, l'épine et le col peuvent de même se casser, cependant, je n'ai jamais vu la fracture de l'apophyse coracoïde, si ce n'est pas des coups d'armes à feu. Le col de l'omoplate ne peut se casser que très-difficilement parce qu'il est garanti par beaucoup de muscles, par l'acromion, la clavicule et la tête de l'humérus : cependant, je l'ai vu cassé près du bord de la cavité. On le réduisit facilement, mais on eut beaucoup de peine à le contenir, et le malade est demeuré estropié. »

Duverney dans son traité des maladies des os si remarquable pour l'époque, parle en ces termes : « les parties de l'omoplate les plus exposées aux fractures par les chutes et les coups contondants sont : l'épine, l'acromion et le corps. A l'égard de l'apophyse coracoïde et du col de l'omoplate, ils y sont moins sujets. La fracture de l'acromion est une des plus fréquentes de celles de l'omoplate ; celles du col et de l'apophyse coracoïde sont possibles, sans même qu'il soit question de celles causées par des coups d'armes à feu. » La gravité de ces fractures n'avait pas échappé à ce chirurgien : « Nous avons fait remarquer, dit-il, que la fracture du col de l'omoplate et de son apophyse coracoïde sont celles qui sont le moins fréquentes : mais quand elles arrivent, les accidents sont très fâcheux et très dangerenx. Il semble en effet que ces deux parties osseuses doivent être à l'abri des injures et des impressions des coups, car l'apophyse coracoïde est cachée par la clavicule qui pose dessus, et elle y est étroitement liée par des ligaments. Quant au col de l'omoplate, il est garni de muscles et de tendons qui l'entourent et mis à couvert par la clavicule et par la naissance de l'apophyse coracoïde. Je vais cependant rapporter un exemple où ces parties se sont trouvées totalement séparées » (Voir l'observation VI).

Heister, dans son ouvrage (*Institutio de chirurgia*), a surtout étudié les fractures du col de l'omoplate au point de vue de leur gravité et de leurs complications. « L'omoplate, dit-il, se fracture ou dans son cou, près de la tête, ou à l'acromion, ou à tout autre endroit. Si le cou ou la tête de l'omoplate viennent à être fracturés (et par tête, cet auteur entend sans doute parler de la cavité glénoïde), ce qui est grave, il serait très difficile de s'en assurer, à cause de la situation profondément cachée de ces parties, et à raison du voisinage de l'articulation, ainsi que des tendons, des muscles, des ligaments et des nerfs, de même que des grands vaisseaux artériels et veineux circonvoisins dont quelques uns sont presque toujours affaissés. On ne peut guère éviter que l'article conserve quelque roideur et ne perde la faculté de se mouvoir, qu'il ne survienne des inflammations, des tumeurs, des abcès d'un très mauvais caractère, et que la mort même ne s'en suive parfois. J'en ai vu un triste exemple dans la personne d'un professeur d'Helsinstadt. »

Desault, dans ses œuvres chirurgicales publiées par les soins de son illustre élève Bichat, ne fait aucune mention des fractures du col de l'omoplate. Boyer, dans son traité des maladies chirurgicales, a très bien étudié les fractures du col de l'omoplate tant au point de vue de son mécanisme qu'à celui de ses signes, de sa gravité et des difficultés de son traitement. Nous ne saurions mieux faire que de répéter textuellement ce qu'il en dit : « On parle encore des fractures de l'apophyse coracoïde, et même, du col de l'omoplate : mais, quoiqu'on ne puisse pas nier que la conformation de ces parties considérées sur le squelette ne soit propre à faire regarder ces accidents comme très possibles, cependant, la situation profonde de ces deux parties rend leur fracture si difficile qu'on en cite à peine quelques exemples. Il faut des causes directes d'une force énorme pour produire ces sortes de fractures, qui toujours alors sont accompagnées d'une contusion si violente qu'elle devient une maladie plus grave que la fracture elle-même. Si les parties molles étaient dans leur état naturel, le diagnostic des fractures du col de l'omoplate serait facile, mais il faut une si grande force pour produire cette fracture que le gonflement considérable qui l'accompagne toujours empêche d'en saisir les caractères, en sorte qu'ordinairement elle n'est reconnue que sur le cadavre. Ces fractures sont difficiles à contenir ; leur consolidation est souvent accompagnée d'une roideur considérable du bras, de l'impossibilité d'élever ce membre, de son atrophie et quelquefois même de la paralysie. Au reste, le danger des fractures du col de l'omoplate vient moins de la solution de continuité de l'os que de la contusion des parties molles qui peut s'étendre aussi aux organes contenus dans la poitrine.

Vidal de Cassis dans son ouvrage de pathologie externe, consacre quelques lignes à la fracture du col de l'omoplate qu'il étudie surtout au point de vue des symptômes et du traitement. Je citerai son opinion lorsque, au cours de cette étude j'envisagerai cette lésion à ce double point de vue. Quant à sa fréquence, cet auteur pense que si cet os n'est pas plus souvent fracturé, il le doit à sa grande mobilité et aux muscles épais qui le protègent, mais pas également sur tous les points : aussi, l'acromion et l'angle inférieur sont-ils le plus souvent exposés aux fractures ; viennent ensuite l'épine et le corps, enfin, l'apophyse coracoïde et le col.

Dans son traité des fractures et des luxatures, Malgaigne ne fait aucune mention spéciale au sujet de la fracture du col de l'omoplate, il n'envisage même pas la possibilité d'une pareille lésion, n'ayant sans doute pas eu l'occasion d'en observer des exemples dans sa longue et brillante carrière médicale.

Quant à la fracture de la cavité glénoïde, il la considère comme une complication de la luxation scapulo-humérale, et en renvoie l'étude à cette dernière lésion. Il dit alors : « Les fractures de la cavité glénoïde sont des plus rares et extrêmement difficiles à diagnostiquer sur le vivant ». Il pense qu'il serait, sans doute, possible dans les cas récents d'obtenir de la crépitation, mais bien plus difficile d'en assigner le siège, et que, passé un certain temps, on n'aurait même plus à compter sur ce faible indice.

Nous lisons dans le *Traité de pathologie chirurgicale* de Nélaton que « l'omoplate, protégée dans presque toute son étendue par des muscles épais est rarement fracturée. L'apophyse acromion et l'épine de l'omoplate sont les parties de cet os le plus exposées aux violences, aussi les solutions de continuité y sont-elles plus fréquemment observées qu'en tout autre point. Viennent ensuite, sous le rapport de la fréquence, celles du corps du scapulum, puis celles du col et de l'apophyse coracoïde ». Étudiant ensuite leur mécanisme, il ajoute que ces fractures, si l'on excepte celles de l'acromion et de l'épine de l'omoplate, sont constamment produites par une cause directe dont l'action s'étend souvent aux parties voisines et quelquefois aux viscères thoraciques. Elles peuvent être simples ou multiples et affecter toutes les directions possibles.

Dans son *Traité de pathologie externe*, Follin étudiant

les variétés de fractures qui peuvent occuper cet os, dit à propos de celle du col qu'elle est si rare que beaucoup de chirurgiens modernes en ont nié l'existence. « Elles existent néanmoins, ajoute-t-il ; on connaît le cas de Duverney. Le diagnostic de cette lésion est assez obscur, car quelques-uns des symptômes qu'elle présente sont identiques avec ceux d'une luxation de l'humérus dans l'aisselle, avec séparation d'un bord de la cavité glénoïde. » Il rappelle à ce sujet un cas de fracture du col de l'omoplate qu'il eut l'occasion d'observer à l'hôpital Cochin. Il s'agissait d'un malade qui, à la suite d'une chute dans une carrière sur l'épaule gauche, eut en cet endroit un gonflement considérable avec tous les signes d'une luxation scapulo-humérale. « Ce déplacement, dit-il, fut réduit par mon collègue Guyon, et, après la résorption du sang épanché, nous trouvâmes un cal sur le corps de l'omoplate. Ce cal avait rendu très roides les mouvements de l'épaule. Le diagnostic exact de cette fracture était impossible peu de temps après l'accident. »

M. le professeur Richet, dans son *Traité d'anatomie médico-chirurgicale* dit que « le cal de l'omoplate étant la portion la plus épaisse du scapulum, sa dénomination est vicieuse en ce sens qu'elle ferait supposer que cette portion de l'os qui soutient la cavité glénoïde est rétrécie et par conséquent plus affaiblie que le reste de l'os. Or, bien loin de là, elle en est la partie la plus résistante, et ses fractures sont, par suite, des plus rares. M. le professeur Panas dans son article « épaule » du *Dictionnaire de médecine et de chirurgie pratiques*, consacre quelques lignes aux fractures du col de l'omoplate, qu'il paraît considérer, contrairement à l'opinion de J. L. Petit, comme une véritable complication de la luxation scapulo-humérale, tandis que ce dernier auteur pense, ainsi que nous le dirons plus loin, qu'on ne peut observer simultanément ces deux lésions.

L'opinion de M. Panas est que l'écornement d'une des lèvres de la cavité glénoïde ou la fracture du col de l'omoplate sont des lésions très rares et d'un diagnostic difficile. On ne pourrait donc, dans la plus grande majorité des cas, que soupçonner cette lésion à la crépitation et à la difficulté de maintenir la réduction. Le diagnostic se réduirait donc le plus souvent à de simples probabilités.

Les chirurgiens militaires Ravaton, Percy, Larrey, Baudens, Legouest, consacrent, il est vrai, dans leurs *Traités de chirurgie d'armée* quelques pages aux fractures de l'omoplate occasionnées, soit par des coups de sabre, soit par le choc de projectiles divers, balles, éclats d'obus, etc. etc. ; mais aucun d'eux ne fait une mention spéciale pour les fractures du col de l'omoplate. C'est que dans les fractures par armes à feu, il est bien rare que la ligne de séparation des fragments soit simple. Avec les armes modernes surtout, elles s'accompagnent de délabrements considérables, de nombreuses esquilles, et la fracture s'étend très loin.

Néanmoins, Ravaton signale un cas très remarquable de fracture de l'apophyse coracoïde avec propagation probable à la cavité glénoïde. Cette fracture avait été produite par un coup de feu, et se compliqua peu de jours après d'une arthrite suppurée de l'épaule. Il donna issue au pus en ouvrant largement la capsule articulaire par la partie postérieure du creux de l'aisselle, et fit, les jours suivants, de fréquents lavages de la plaie. Le blessé sortit guéri de l'ambulance cinquante-cinq jours après son entrée. Si nous signalons ce fait, c'est qu'il permet de se demander si, en présence d'une fracture du col de l'omoplate ou de la cavité glénoïde, compliquée d'une arthrite purulente de l'articulation scapulo-humérale, il ne serait pas possible d'imiter la conduite de Ravaton, plutôt que de pratiquer la résection ou la désarticulation de l'épaule.

Le chirurgien anglais Érichsen, dans son ouvrage intitulé : « *The science and art of Surgery* », étudiant les diverses variétés de fractures de l'omoplate, dit que celle du col, immédiatement en arrière de la cavité glénoïde est une lésion rare, et de l'existence de laquelle on a même douté. « A Cooper et South prétendent, dit-il, que les cas considérés comme tels ne sont, en réalité, que des exemples de fractures de l'extrémité supérieure de l'humérus. » Selon South, il n'y aurait pas une seule préparation dans aucun des musées de Londres, représentant la fracture du col de l'omoplate. « Cependant, un cas recueilli par Spence, dans le « *Edinbourg's medical Journal* » met hors de doute la possibilité accidentelle de cette lésion. Je ferai remarquer que si South n'avait point observé dans les musées ou ailleurs, la fracture du col de l'omoplate, contrairement à l'assertion d'Erichsen, il ne la croyait pas moins parfaitement possible, puisqu'il la diagnostiqua, à tort il est vrai, dans une circonstance qui fait l'objet de la première observation de cette étude. Le musée Dupuytren, plus riche, en cela au moins que ceux de Londres, possède plusieurs spécimens de fractures du col de l'omoplate. »

Gross, dans son « *System of Surgery* » dit que dans la fracture du col de l'omoplate, l'apophyse coracoïde et la cavité glénoïde sont détachées du reste de l'os dans une direction oblique. Il étudie ensuite avec le plus grand soin le mécanisme de cette fracture, ses symptômes, ses complications et le traitement qui doit lui être appliqué. Son ouvrage contient plusieurs planches qui représentent admirablement les diverses variétés de cette fracture ; ce qui prouve bien qu'à l'inverse d'A. Cooper et de South, il avait eu l'occasion d'en vérifier plusieurs cas. Mais il insiste sur sa rareté, qui est telle, dit-il, que plusieurs chirurgiens, et des plus expérimentés, n'en ont pas observé un seul cas.

Holmes, dans son *Traité de chirurgie*, dit que l'opinion des auteurs chirurgiens modernes est qu'il n'existe pas de fracture simple du col de l'omoplate. Comme Erichsen, il n'en a pas vu un seul cas dans les musées de Londres, et cite Hamilton qui n'avait pu en trouver dans aucun des musées des États-Unis. Il prétend que dans tous les cas observés par lui, il y avait une fracture du corps de l'os. Un spécimen de cette fracture se trouve dans le musée de « Guy's hospital », et un autre dans lequel il y a eu réparation, dans le musée du collège royal des chirurgiens. Il cite le cas de Duverney, puis, passant en revue les trois cas communiqués par A Cooper ainsi que d'autres, parus plus récemment dans les journaux, il remarque qu'ils ont été observés seulement sur le vivant, et exprime l'avis qu'on ne peut s'y fier complètement, surtout après l'opinion de Malgaigne affirmant que la plupart des symptômes de la fracture du col de l'omoplate peuvent être produits par une luxation de l'humérus dans l'aisselle avec fracture d'une portion du bord de la cavité glénoïde. « Ce dernier accident n'est pas très rare, dit-il, le bord interne est presque toujours le siège de la lésion, mais on a trouvé des fractures croisant la cavité glénoïde et même la brisant en plusieurs fragments. Il cite à l'appui une observation qui lui est personnelle, la septième de cette thèse.

Le chirurgien allemand Gurlt, dans son *Traité sur les fractures des os*, après avoir expliqué anatomiquement pourquoi les fractures du col de l'omoplate sont si rares, dit que, si on analyse les quelques cas suivis d'autopsie qui ont été rapportés et qu'on les sépare de ceux qui ont été diagnostiqués seulement pendant la vie, on peut facilement se convaincre que ce que l'on connaît sur la direction de cette fracture est très peu de chose et contradictoire ; en outre, les descriptions anatomiques manqueraient absolument d'exactitude.

ÉTIOLOGIE, MÉCANISME ET VARIÉTÉS.

Si l'on veut bien se rappeler la situation, unique dans l'économie, de l'omoplate, suspendue pour ainsi dire par les muscles qui viennent s'y insérer, auxquels elle prête à son tour un point d'appui, et dont le plus important au point de vue de son mode de suspension est le muscle trapèze, ainsi que l'a si bien démontré Duchêne de Boulogne dans ses électrisations localisées ; servant elle-même de point d'appui à d'autres os de l'économie, le clavicule et l'humérus auxquels elle est unie par des ligaments dont la résistance n'influe en rien sur sa mobilité, on comprendra que sa situation même en rende les fractures très difficiles en général, et celles du col en particulier. De quelque côté que lui vienne le choc, mobile dans tous les sens, elle fuira devant lui, et par cela même, échappera le plus souvent à une fracture qui serait certainement produite sur tout autre os de l'économie, moins favorablement disposé qu'elle.

Tous les auteurs sont unanimes sur ce point, et Boyer, qui paraît avoir fixé son attention d'une façon toute particulière, en dit ceci : « la situation de l'omoplate au milieu de muscles épais, par lesquels elle est pour ainsi dire matelassée de tous côtés, et l'extrême mobilité dont elle jouit rendent, en général, ses fractures assez rares. Elles ne ne peuvent même être produites que par des causes directes et très violentes. » Si l'on veut bien remarquer d'autre part la structure de l'omoplate, il sera facile de se convaincre que le col est non-seulement le point le plus fort, et, par suite, le plus résistant de l'os, mais encore qu'il est tout particulièrement protégé par les parties molles qui l'entourent. Comme agent de protection, le muscle deltoïde paraît certainement jouer le principal rôle, tant par son épaisseur que par sa disposition toute spéciale ; véritable capuchon, il sert de rempart en quelque sorte, non-seulement à l'articulation scapulo-humérale, mais encore au col de l'omoplate, et cela de quelque côté que se produise l'agression. On s'explique dès lors parfaitement non-seulement la rareté des fractures en ce point, mais encore les désordres si étendus et si multiples qui l'accompagnent le plus souvent, désordres en rapport avec la violence que nécessite cette lésion. Si nous passons en effet en revue les causes les plus fréquentes de cette fracture, nous remarquerons en premier lieu les chutes d'un lieu élevé, chutes se produisant sur le dos, l'épaule portant sur un corps saillant résistant ; l'angle d'un trottoir, par exemple, ou un pavé ; d'autres fois, elle est provoquée par un choc violent et brusque, se produisant d'arrière en avant ; la chute d'un arbre, par exemple. Gros cite deux cas de ce genre observés par le Dr Dugas. D'autres fois encore, elle peut survenir à la suite d'un violent coup de bâton atteignant l'épaule par sa partie postérieure et supérieure. Étant donné l'extrême solidité du col de l'omoplate, il semblerait que les fractures par contracture musculaire, véritable arrachement, dussent être absolument impossibles. Si l'on s'en rapporte néanmoins à l'observation suivante due au Dr Heylen (d'Herentals), et consignée dans le tome III du journal de chirurgie de Malgaigne, on verra que tout improbable que cette lésion paraisse au premier abord, elle est pourtant possible. Cette observation est si curieuse que, malgré sa longueur, je crois utile de la rapporter en entier, la faisant précéder des réflexions très judicieuses qu'elle a suggérées à son auteur.

Observation I

Le curieux mécanisme en vertu duquel les os se fracturent sans violence extérieure n'a été bien étudié qu'à l'époque moderne. On connaît maintenant un bon nombre de fractures par effort musculaire sur presque tous les os longs du corps humain et plusieurs des os courts : on a même cité une fracture du corps de l'une des vertèbres. Voici maintenant les os plats qui semblent se ranger sous la loi commune, et le fait suivant mérite assurément l'attention, ne fût-ce que par sa nouveauté.

H... Stikkers, âgé de 47 ans, cultivateur, homme d'une excellente santé, d'une constitution sèche, mais présentant des muscles nettement dessinés sous la peau, revenait du marché le 7 novembre 1844, et voulait sauter sur sa charrette quand le cheval partit au grand trot. Ne pouvant se lancer sur la voiture et n'osant se laisser retomber de crainte d'être atteint par la roue, il se tenait sur le bord de la charrette au moyen de la main gauche, tandis que de la main droite, il tenait les brides du cheval et essayait de l'arrêter. Ainsi suspendu sur le bras gauche, et n'osant essayer de changer de position, vu la rapidité du mouvement, il dut faire de grands efforts pour maintenir l'équilibre, jusqu'à ce que, après avoir parcouru une centaine de mètres, l'animal s'arrêta et lui permit de mettre pied à terre. Stikkers ne ressentit d'abord aucune douleur, seulement, il éprouva quelque difficulté pour rapprocher le bras du corps. Rentré chez lui le soir, il commença à éprouver dans l'épaule gauche une douleur vive qui, par le moindre mouvement du bras, par la toux ou l'éternument, se changeait en élancements. Il resta dans cet état jusqu'au 11 novembre, et nous fit alors appeler, croyant à une entorse au bras. A l'examen du malade, nous trouvâmes les signes suivants : le bras étant retenu près du corps, l'épaule ne présentait aucune difformité manifeste, et ne paraissait point sensiblement gonflée. Ayant écarté le bras du corps, nous pûmes facilement mettre la main du malade sur sa tête : la douleur l'empêchait de faire lui-même ce mouvement sans s'aider de l'autre main. Voulant faire tomber le bras, nous sentîmes une certaine roideur dans le mouvement de cette partie, et ce ne fut qu'en exécutant un mouvement d'élévation que nous pûmes le mettre dans sa première position. Parvenu à un certain degré, le malade poussait un cri et disait sentir un craquement au moment même où nous sentions un choc à la main. Nous portâmes notre examen vers la clavicule qui fut trouvée sans lésions de continuité ainsi que l'humérus. Nous dirigeâmes alors nos recherches sur l'épaule, du côté de l'omoplate : tout paraissait dans l'état normal, cependant, nous étions bien sûr d'avoir éprouvé une sensation qui avait tous les caractères de la crépitation osseuse.

Nous écartâmes de nouveau le bras, et la même sensation de craquement fut ressentie. Glissant le doigt au niveau de l'épine de l'omoplate, nous trouvâmes une dépression au milieu de cette apophyse : si nous poussions avec force sur la moitié saillante, elle fuyait devant les doigts en même temps que nous éprouvions la sensation de la crépitation. La même sensation se renouvelait chaque fois que nous imprimions des mouvements de rotation au bras, le doigt étant placé sur l'épine de l'omoplate et même sur la clavicule. Voulant savoir si nous avions affaire à une fracture de l'épine de l'omoplate dont la base aurait été séparée du corps de l'os, nous plaçâmes un doigt sur l'apophyse coracoïde pendant que nous faisions décrire au bras des mouvement de rotation, et la crépitation se fit très bien sentir. D'ailleurs, l'épaule n'offrait pas cette déformation que les auteurs décrivent comme propre aux fractures de l'acromion et de l'épine de l'omoplate. Nous crûmes donc, ou que le corps de l'os était fracturé, ou que l'épine était séparée du corps de l'os tout à fait à sa base ; ou bien encore que nous avions affaire à une fracture du col. Le diagnostic précis était difficile car le déplacement était peu marqué, les fragments étant retenus en place par les muscles qui concourent à fortifier l'articulation de l'épaule et qui tiennent la tête de l'humérus assez fortement pressée contre la cavité glénoïde. Du reste, le traitement était le même, et nous n'avions d'autre indication à remplir que de tenir le bras dans le repos complet, et d'empêcher que les mouvements de l'articulation scapulo-humérale ne missent obstacle à la formation du cal. Un bandage tout à fait simple nous servit à cet effet.

Si l'on consulte les auteurs sur les fractures de l'omoplate, on les trouve généralement d'accord que ces lésions ne sont jamais que les effets de causes directes. Dans l'exemple que nous venons de citer, la cause de la fracture de l'os n'a pas porté directement sur lui. Aucune trace de violence, aucune ecchymose ne s'est montrée sur l'endroit malade, et le patient, qui avait conservé toute sa présence d'esprit, nous a assuré que rien n'avait touché son épaule. Il faut donc que ce soient les efforts musculaires qui aient rompu l'adhérence de cet os, d'ailleurs si peu disposé par sa forme et sa position à ce genre de lésions. Ce sont ces considérations qui nous ont porté à publier ce fait dont les exemples analogues doivent être assez rares (*Annales de Société de médecine d'Anvers*, avril 1845).

Un autre fait, plus étrange encore s'il est possible, se trouve consigné dans l'ouvrage de Gross. Malheureusement les détails manquent en ce qui concerne non-seulement l'état antérieur de santé de la dame qui fait l'objet de cette observation, mais encore sur les signes qui servirent à faire diagnostiquer le genre de fracture, et ce qui en advint.

Observation II

« La fracture du col de l'omoplate ne peut être produite que par une violence directe très grande, quoiqu'on ait vu un cas où elle était produite par la contraction musculaire, chez une jeune dame, au moment où elle passait son collier au-dessus de son épaule, l'os ayant été sans doute atteint d'une lésion organique. »

Quoi qu'il en soit de ces deux observations, il n'en reste pas moins acquis que dans la plus grande majorité des cas, sinon dans tous, la fracture du col de l'omoplate ne peut être produite que par un traumatisme d'une extrême violence et agissant directement sur le point lésé.

Quant aux fractures de la cavité glénoïde, elles sont très rares et très difficiles à diagnostiquer sur le vivant. Chez le sujet disséqué par J.-G. Smith, outre l'arrachement des tendons, il y avait une fracture d'une petite portion du bord externe de la cavité glénoïde. Malgaigne rapporte qu'il a cité un cas de fracture du bord interne dans une luxation intra-coracoïdienne observée par Denonvilliers, et qu'il a fait représenter une petite fracture du même genre accompagnant une luxation sous-coracoïdienne incomplète. Mais, dit-il, les erreurs sont très difficiles à éviter ; sur le cadavre même, il y a des erreurs de diagnostic, et l'usure du rebord glénoïdien sous la pression de la tête luxée a été, d'après lui, prise plus d'une fois pour une fracture de la cavité.

Puis, quelques lignes plus loin, il ajoute : « J'ose dire qu'une pareille méprise sera désormais impossible si l'on veut bien étudier les caractères de la fracture de la cavité glénoïde comme ils apparaissent sur une pièce où la lésion était assurément fort ancienne et que j'ai fait représenter. L'épaule offrait un moignon assez arrondi, la tête répondant encore par sa partie postérieure à la partie antérieure de l'acromion et dépassant à peine de quelques lignes en avant le bord interne de l'apophyse coracoïde : tout indiquait donc ici une fracture sous-coracoïdienne incomplète ; mais ici, la fracture devait compter évidemment pour la lésion principale, car elle avait détaché tout le tiers antérieur de la cavité glénoïde, et il eût fallu un appareil tout spécial pour maintenir la réduction. Rien de plus facile d'ailleurs que de reconnaître la nature de la lésion : la fracture du cartilage articulaire est aussi nette que si elle datait de la veille, et sur le fragment repoussé en dedans et soudé au col de l'omoplate, on aperçoit encore le bourrelet glénoïdien qui l'a suivi dans son déplacement. »

Étudiant les caractères différentiels des fractures du col de l'omoplate et des luxations de l'épaule, Malgaigne ajoute qu'il ne connaît que deux cas de cette fracture ; le premier dû à Delamotte, et incertain puisqu'il n'y avait pas eu d'autopsie, l'autre à Duverney, ce dernier absolument certain puisqu'il avait été suivi d'autopsie. « Or, dit-il, avant la dissection, Duverney avait cru aussi le bras luxé, mais pourquoi ? « Par rapport à la facilité de le mouvoir. » Il me paraît d'ailleurs fort difficile que la cavité glénoïde s'abaisse si facilement dans l'aisselle, l'apophyse coracoïde étant suspendue à la clavicule et à l'acromion par des ligaments très-solides : et si elle le faisait, on aurait un signe infiniment plus certain dans le mouvement d'abaissement et d'élévation alternativement imprimé à l'apophyse coracoïde, sans omettre la saillie dans l'aisselle du fragment inférieur anguleux, tranchant, tout au moins irrégulier, et qu'une attention médiocre ne permettrait pas de confondre avec la tête humérale. » Les cas de Denonvilliers et de Malgaigne prouvent d'une façon manifeste, puisque l'un et l'autre reposent sur des autopsies, que la cause la plus fréquente de fractures de la cavité glénoïde, c'est la luxation scapulo-humérale, et particulièrement, les variétés sous et intra-coracoïdienne. Cet accident, véritable complication de la luxation scapulo-humérale, n'est même pas très-rare, d'après Holmes. Ce chirurgien pense que c'est le bord interne qui est le plus souvent le siège de la lésion ; mais on a trouvé des fractures croisant la cavité glénoïde et même la fendant en plusieurs portions. A l'appui de son opinion, il cite l'observation suivante.

Observation III

« Dans un cas que j'ai pris pour tel au mois de juin 1860, à « Middlesex hospital », il y a eu une crépitation distincte accompagnant une luxation sous-coracoïdienne de l'humérus. Cette dernière, une fois réduite, réapparut presque immédiatement, et comme le spasme musculaire par lequel cela se produisait arrivait après chaque réduction, il devenait de plus en plus difficile de replacer l'os et, une fois replacé, de le maintenir dans sa position. Le blessé fut alors complètement chloroformé ; un grand coussinet fut placé dans l'aisselle et le coude fortement attaché au côté et relevé. Par ce moyen, l'humérus fut complètement retenu en place, et le traitement n'offrit aucune difficulté. Au bout de trois semaines les bandages devinrent mobiles et des mouvements passifs purent être imprimés à l'articulation. »

Neill, dans le « *American Journal* » année 1858, rapporte qu'il a montré au collège des médecins, à Philadelphie, une préparation de la fracture de l'omoplate. La fracture occupait la cavité glénoïde et gagnait le col, de telle sorte que la base de l'apophyse coracoïde, l'épine et une portion du bord supérieur de l'omoplate étaient traversées par elle. La fracture avait été consolidée par un cal.

Gross partage la même manière de voir que Holmes : il n'est pas impossible, d'après cet auteur, que les bords de la cavité glénoïde soient arrachés soit par cause directe, soit par suite d'une violente propulsion de la tête de l'humérus : « Il est remarquable, dit-il, que l'existence de cette lésion n'ait jamais été démontrée par autopsie. » C'est là une erreur : Gross ne connaissait évidemment pas les observations de Malgaigne et de Denonvilliers. Cet auteur pense que certaines formes de luxations scapulo-humérales maintenues avec la plus grande difficulté et offrant les plus grandes tendances à se terminer par ankylose permanente ou par la destruction de l'articulation soit dans ce cas. Fergusson rapporte aussi un cas de luxation de l'épaule avec fractures multiples de la cavité glénoïde. Il est donc absolument prouvé, puisque les autopsies sont là, que ces deux lésions, fracture de la cavité glénoïde d'une part, et luxation scapulo-humérale de l'autre, existent simultanément dans un assez grand nombre de cas, de telle sorte que l'on peut jusqu'à un certain point, considérer l'une comme la conséquence de l'autre. Tel n'est pourtant pas l'avis de J. L. Petit, et voici à quel propos et comment il expose sa doctrine.

Un jour, dit-il, je me trouvai appelé en consultation pour une dame qui était tombée depuis six semaines : on avait fait d'inutiles tentatives pour réduire son bras que nous trouvâmes luxé. Celui qui avait traité la maladie affirmait que l'os avait été bien réduit, et que, si cette dame ne se servait pas de son bras, c'était apparemment parce que la cavité de l'omoplate avait été cassée, et qu'ainsi, il y avait eu luxation et fracture. Les consultants ne se contentant pas de ses paroles voulaient des preuves, et on demandait au chirurgien de rapporter les signes par lesquels il avait reconnu cette fracture. Il ne put nous en donner aucun : il lui aurait été bien aisé d'en supposer puisqu'il s'agissait d'une chose passée depuis six semaines, de laquelle il avait été le seul témoin. Son exposé était faux : d'ailleurs, il n'en avait rien dit depuis six semaines qu'il avait fait son opération, et l'on sait qu'il n'est point ordinaire à ces gens de faire les maux plus petits qu'ils ne sont ; la réduction fut faite en sa présence.

Il fut pour lors mis en question si la luxation de l'humérus et la fracture du rebord de la cavité de l'omoplate se pouvaient trouver ensemble. Toutes les personnes sensées et les bons praticiens convinrent que cela était, moralement parlant, impossible, fondés sur les raisons tirées de la structure des parties et les lois du mouvement. La structure de l'articulation montre la chose impossible :

1° Parce que le rebord de la cavité est beaucoup plus dur que la tête de l'humérus, et qu'ainsi la tête en heurtant la cavité se briserait plutôt que cette cavité ;

2° La tête a beaucoup plus de surface que la cavité ;

3° Elle n'est pas poussée de loin : cette tête touche immédiatement la cavité ;

4° L'omoplate est un os sur lequel la tête de l'humérus n'appuie point directement, et de plus, elle n'a point d'os qui lui serve de point d'appui pour pouvoir résister ; elle cède au contraire, et tout le mouvement que la tête de l'os lui communique est amorti et se perd dans les chairs et autres corps mous dont elle est environnée. Et à l'appui de ce qu'il vient d'énoncer, il cite le cas suivant qu'il a observé.

« Un homme tomba sur l'épaule venant de recevoir trois ou quatre coups d'épée ; j'y fus appelé : il se plaignit plus de l'épaule gauche sur laquelle il était tombé que des autres blessures, dont il mourut vingt-quatre heures après. Je l'ouvris pour en faire le rapport ; j'examinai l'articulation de l'épaule dans laquelle je trouvai la tête de l'humérus brisée en plusieurs pièces et la cavité glénoïde était dans son entier. Il n'y avait point de luxation ; le bras n'était déplacé qu'en conséquence de la fracture. »

Mais, malgré toutes ces raisons, nous savons maintenant que J. L. Petit était dans l'erreur.

La luxation scapulo-humérale est-elle la seule cause possible d'une fracture de la cavité glénoïde ? évidemment non : une fracture de l'apophyse coracoïde peut en effet s'étendre jusqu'à cette cavité, et peut-être aussi un choc violent atteignant la tête de l'humérus au niveau de sa grosse tubérosité, choc projetant la tête de l'humérus contre la cavité glénoïde.

L'observation suivante publiée par Spence dans le « *Edinburgh medical journal* année 1863, prouve que l'on peut rencontrer quelquefois un genre de fracture mixte en quelque sorte, puisqu'elle occupe simultanément, grâce à sa direction oblique de haut en bas et de dedans en dehors, une partie du col de l'omoplate et de la cavité glénoïde.

Observation IV

« Un homme en état d'ivresse, et âgé de 40 ans environ, fit une chute et éprouva un traumatisme de l'épaule. Apporté à l'hôpital d'Edinburgh, on constata ce qui suit : lorsqu'on soulevait le bras, on apercevait un petit aplatissement de l'épaule, et lorsqu'on enleva la chemise du blessé, le membre tomba dans l'aisselle et l'acromion devint très saillant ; quant à l'épaule, elle était tout à fait aplatie. On avait là les symptômes d'une luxation de l'épaule poussés au plus haut degré, avec une crépitation osseuse très manifeste. Ramenant le bras en arrière et l'élevant en totalité, le contour normal de l'épaule reparut et une nouvelle crépitation se fit entendre. Lorsque la sustentation du coude était négligée, le membre avait de la tendance à retomber et à se luxer de nouveau. Une pelotte dans l'aisselle, une bande autour du coude et la fixation de tout le bras à la poitrine constituèrent tout le traitement. Le malade succomba à un érysipèle qui succéda à une plaie située au dessus de l'orbite. A l'autopsie, on constata une fracture qui se dirigeait obliquement de haut en bas et de dedans en dehors, commençant à un demi centimètre environ en arrière de l'origine de la longue portion du biceps, descendant sur le col de l'omoplate et gagnant la cavité glénoïde dont elle séparait le cinquième inférieur. La longue portion du biceps et tout le ligament glénoïdien avaient été arrachés du fragment supérieur de la cavité glénoïde et portés dans le sens de la portion déplacée.

En résumé, nous sommes en droit de conclure par tout ce qui précède, que, contrairement aux fractures du col de l'omoplate, celles de la cavité glénoïde sont presque toujours provoquées par une cause indirecte, à moins toutefois qu'il ne s'agisse d'un coup de feu.

Les expériences dont je donne plus loin les résultats ont été entreprises, ainsi que je l'ai déjà dit, dans le but d'étudier la force de résistance du col de l'omoplate et de la cavité glénoïde, et de quelle façon un traumatisme pouvait en provoquer la fracture. Ainsi qu'on le verra, je les ai variées autant que possible, afin qu'il fût permis d'en mieux apprécier les effets et les résultats. Je me suis conformé avec la plus scrupuleuse exactitude aux conseils que M. le professeur Farabeuf avait bien voulu me donner de la façon la plus aimable et la plus bienveillante.

Dès notre première entrevue, M. Farabeuf me dit qu'à *priori*, il croyait le col de l'omoplate trop bien protégé et trop profondément situé pour être atteint et seul brisé par un choc direct. Il m'exposa que dans plusieurs attitudes du bras, la tête de l'humérus était scellée à la cavité glénoïde par la capsule et ses ligaments de renforcement ; que par conséquent, toute violence atteignant cette tête, directement ou indirectement, pouvait porter ses effets sur le pourtour de la glène et arracher le col de l'omoplate.

Voulant procéder du simple au composé, j'ai d'abord expérimenté sur des omoplates dépouillées de tous leurs muscles, mais fraîches ; les os depuis longtemps desséchés étant, ainsi qu'on le sait, beaucoup plus cassants. Ensuite, je me suis servi d'omoplates recouvertes de tous leurs muscles, mais détachées du cadavre. Quand j'ai voulu me servir des cadavres eux-mêmes, l'insurmontable difficulté que j'éprouvais à immobiliser suffisamment les épaules, a rendu, ainsi qu'on le verra plus loin, les résultats absolument infructueux.

PREMIÈRE SÉRIE D'EXPÉRIENCES

CHOCS DIRECTS

I

L'omoplate qui m'a servi, d'une épaisseur et d'un poids considérables, appartenait à un charretier, âgé de 36 ans environ, et extraordinairement bien musclé. Je l'ai fixée au moyen de vis qui la traversaient en ses points les plus épais sur une planche en chêne, après avoir avoir eu soin d'interposer un morceau de liège beaucoup plus épais à son centre que sur les bords, de façon à combler le vide qu'aurait laissé la concavité de l'omoplate et à donner ainsi plus de cohésion à l'ensemble de l'appareil. Le tout solidement fixé dans un étau je portai sur le col de l'omoplate avec un marteau en fer du poids de deux kilogrammes, des coups de plus en plus violents, mais sans aucun résultat. Au dernier, plus fort encore que les autres, l'omoplate se rompit, mais au niveau des vis qui la fixaient. Ayant replacé dans l'étau le fragment qui supportait le col, je continuai l'expérience, mais l'omoplate se rompit cette fois au point d'application des mors de l'étau. L'acromion avait été brisé auparavant, ainsi que l'apophyse coracoïde, si bien que, comme le faisait remarquer M. Farabeuf, présent à l'expérience, il ne restait d'intact que le col de l'omoplate, c'est-à-dire, cela même qu'il s'agissait de briser. Le résultat fut donc aussi peu favorable que possible, et notre première expérience bien peu encourageante. Je dois faire remarquer toutefois que cette omoplate présentait dans toutes ses parties et spécialement au niveau du col, une épaisseur exceptionnelle.

II

Dans la deuxième expérience, il s'agissait d'une omoplate de femme adulte, de moyenne dimension, et ne présentant rien d'anormal dans son épaisseur. Je la fixai de la même façon par la première et lui portai avec le même instrument au niveau de la base de l'épine et en dehors du col plusieurs coups violents, d'abord sans résultat. Au dernier, une fracture se produisit, elle occupait horizontalement toute la base de l'épine et envahissait le tiers inférieur de la fosse sus-épineuse. Les deux tiers supérieurs de cette fosse, l'apophyse coracoïde, le col et la cavité glénoïde constituaient le second fragment. Le col de l'omoplate était absolument intact.

III

Ayant cru remarquer que les vis qui traversaient l'omoplate pour la fixer nuisaient à sa solidité, je les supprimai définitivement et me contentai avant de fixer l'omoplate dans l'étau de la placer entre deux épaisses lames de liège, la postérieure s'arrêtant au niveau du bord inférieur de l'épine. L'omoplate dont je me servis alors avait appartenu à un homme adulte et n'offrait rien d'anormal dans sa structure. Pour plus de sûreté et afin de mieux localiser le choc, il est transmis au col de l'omoplate par l'intermédiaire d'une tige de fer longue de 28 centimètres, épaisse de 1 1/2 et large de 3 : elle était mousse à ses extrémités. Au premier coup, je constate une fracture horizontale du corps de l'omoplate occupant toute la largeur de l'os et située immédiatement au-dessous de l'épine. Le fragment supérieur de nouveau fixé à l'étau, un second coup est porté sur le col de l'omoplate et par le même procédé que le premier. Il se produit alors une fracture du col avec esquilles nombreuses à l'angle inférieur de la fracture.

IV

J'ai procédé dans cette expérience exactement comme dans la troisième. De même que pour celle-ci, le premier choc produit une fracture située au-dessous de l'épine et occupant toute la largeur de l'os. Les autres coups, malgré leur violence, sont impuissants à produire une fracture du col, bien que ce dernier n'ait pas une épaisseur plus considérable que le précédent.

V

Dans cette expérience, le col, entouré d'une épaisse lame de liège est fixé dans l'étau, tout le reste de l'omoplate restant absolument libre. Je porte alors un coup violent sur l'épine de l'omoplate à la base de l'acromion, avec le même marteau qui avait servi en premier lieu. Il se produit une fracture du col de l'omoplate, comprenant le quart supérieur du bord axillaire. Cette omoplate appartenait à un homme adulte et offrait une grande épaisseur. Malgré l'heureux résultat de cette tentative, je dois faire remarquer combien les conditions dans lesquelles je m'étais placé sont irréalisables sur le vivant.

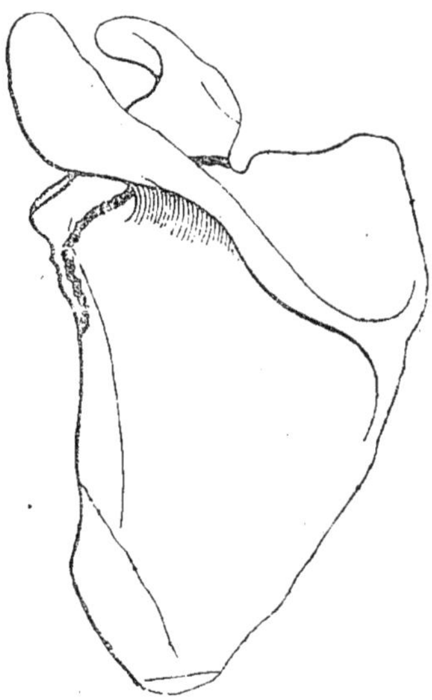

Fig. 1

VI

L'omoplate, de dimensions ordinaires et de provenance inconnue est fixée dans l'étau, comprise, comme dans toutes mes expériences du reste, entre deux épaisses lames de liège. Plusieurs coups de marteau sont infructueusement portés sur le col.

Un coup très-violent, directement porté sur la cavité glénoïde, produit une fracture de l'apophyse coracoïde à sa base, et l'arrachement de toute la partie supérieure de l'omoplate, y compris l'épine. Quant à la cavité, son bourrelet a été arraché sur plusieurs points, mais elle est intacte, ainsi que le col.

VII

Omoplate mince et de petites dimensions, ayant appartenu à une femme. Elle est fixée dans l'étau et un coup très-violent est porté sur la cavité glénoïde avec un maillet de bois. Je constate une fracture étoilée de la cavité qui a été pour ainsi dire aplatie par le choc. Quatre traits de fracture n'arrivent même pas jusqu'aux bords de la cavité : un cinquième, dirigé en haut et très-profond parvient jusqu'au col de l'omoplate.

La partie inférieure de la cavité n'existe plus : à ce niveau tout son bord est broyé, et des esquilles plus ou moins volumineuses sont projetées vers les fosses sous-épineuse et sous-scapulaire. Quant au col de l'omoplate, il est absolument intact. Fergussson dans son « *System of pratical surgery* » figure une fracture étoilée de la cavité glénoïde qui a les plus grandes analogies avec celle qui s'est produite dans l'expérience que je viens d'analyser.

Mais cet auteur ne donne aucun détail sur l'accident qui a provoqué cette lésion.

VIII

Omoplate de femme : elle est petite et très mince. Je la fixe entre les mors de l'étau par son col, protégé, bien entendu, par des lames de liège. Un coup de maillet est porté sur l'épine, au point d'origine de l'apophyse acromion. Toute l'épine, sauf son bord externe sur une épaisseur de deux centimètres environ, est arrachée. Un second coup est alors porté dans la fosse sous-scapulaire, sur une ligne partant de la base de l'apophyse coracoïde et longeant le col de l'omoplate. Toute la cavité glénoïde, le col et l'apo-

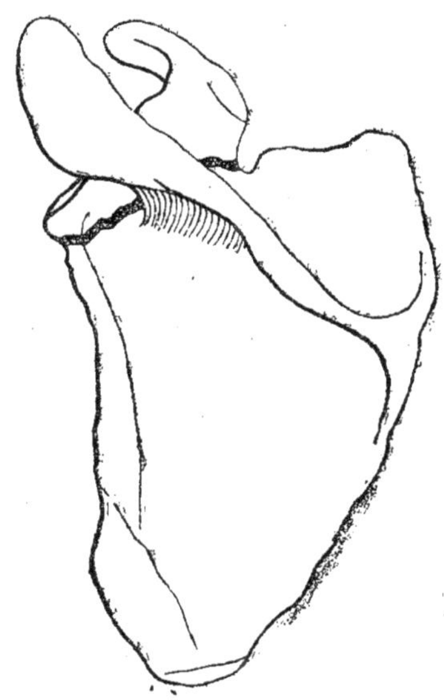

Fig. 2

physe coracoïde restent entre les branches de l'étau. Le reste de l'omoplate, projeté, forme le second fragment. La ligne de fracture portait donc très exactement sur le col de l'omoplate, mais, comme dans la cinquième expérience, les conditions étaient absolument anormales et comme siège d'immobilisation, et comme point d'application du traumatisme.

IX

Une omoplate de femme adulte, d'épaisseur ordinaire, est placée entre deux lames de liège et fixée dans un étau de bois. Armé d'un maillet en bois de chêne, du poids de deux kilogrammes environ, je porte un coup énergique sur l'apophyse acromion et constate les désordres suivants. L'acromion est brisé très nettement à son point d'origine. Une fracture part du bord supérieur de l'omoplate, au point même appelé échancrure coracoïdienne, et va rejoindre le bord axillaire immédiatement au-dessous de la cavité glénoïde, occupant par conséquent tout le col de l'omoplate. Du milieu de cette ligne de fracture en part une autre, située dans la fosse sous-épineuse, verticalement dirigée de haut en bas, et arrivant jusqu'à la moitié de cette fosse environ. En outre, l'apophyse coracoïde est presque totalement détachée du col par une fracture occupant sa base, et située exclusivement à sa partie postérieure. La partie antérieure de la base est seulement tordue sur elle-même.

Cette expérience est intéressante non-seulement parce que la fracture du col a été très exactement reproduite, mais surtout parce qu'elle l'a été dans des conditions qui peuvent très bien se produire sur le vivant, et qui se produisent en effet.

X

Omoplate d'adolescent. Elle est fixée comme précédemment et reçoit un coup de maillet sur l'apophyse acromion. Cette apophyse est brisée au niveau de son angle. Je constatai aussi l'existence d'une autre fracture, qui, partant de l'échancrure coracoïdienne, gagnait par une ligne très irrégulièrement brisée la fosse sus-épineuse, contournait l'épine au niveau de son tiers interne et descendait dans la fosse sous-épineuse pour se terminer sur le bord spinal à 5 centimètres environ au-dessus de l'angle inférieur. Un autre trait de fracture naissait du premier à 2 centimètres au-dessous de l'épine et venait se terminer immédiatement au-dessous d'elle, sur le bord spinal. En outre, la partie supérieure de la cavité glénoïde était légèrement écornée.

XI

Il s'agit dans cette expérience d'une omoplate de femme, dépouillée de ses muscles comme précédemment, mais à laquelle adhérait l'humérus, au moyen de la capsule articulaire soigneusement disséquée. J'avais pour but de vérifier si un traumatisme dirigé sur la tête humérale pouvait produire une fracture soit du col de l'omoplate, soit de la cavité glénoïde. L'omoplate fixée et la tête de l'humérus très exactement appliquée contre la cavité glénoïde, ce qui existe toujours sur le vivant, plusieurs coups très violents sont portés sur cette tête, sans aucun résultat apparent. Au dernier, un craquement se fit entendre, et je constatai l'existence de la fracture suivante. Elle naissait de la cavité glénoïde dont elle avait séparé le quart inférieur dans toute son épaisseur, se dirigeait obliquement de haut en bas et de dehors en dedans pour arriver jusqu'au bord spinal à 5 centimètres au-dessus de l'angle inférieur. Toutes les autres parties de l'os sont intactes. La tête humérale a subi un léger écrasement, limité à la couche de tissu compacte et siégeant au niveau de la grosse tubérosité, point sur lequel ont porté tous les chocs.

Cette expérience prouve, contrairement à l'assertion de J. L. Petit mentionnée dans cette étude, que la tête de l'humérus, violemment projetée sur la cavité glénoïde, peut très bien la fracturer au lieu d'être écrasée contre elle, ainsi que, d'après cet auteur, cela devrait toujours arriver.

XII

M. le professeur Farabeuf possède dans sa collection une omoplate qui a subi une fracture fort curieuse en ce sens que son point de départ et son point d'arrivée tout en se confondant avec les deux extrémités supérieures et inférieures du col, cette lésion occupe néanmoins une région bien différente. Il est très facile de s'en convaincre par la seule inspection de la ligne formée par le cal, la malade atteinte de cette fracture n'ayant succombé que fort longtemps après sa guérison. Le trait de fracture part de l'échancrure coracoïdienne, descend perpendiculairement dans la fosse sus-épineuse, contourne l'épine à trois centimères en dedans de l'acromion, descend un peu obliquement en dedans

dans la fosse sous-épineuse, et, après avoir décrit plusieurs contours, arrive au-dessous de la cavité glénoïde, à la partie inférieure du col. Un peu avant d'arriver là, elle se bifurque, de telle sorte qu'un petit fragment du bord axillaire se trouvait absolument séparé du reste de l'os, ce qui n'a nullement empêché sa parfaite consolidation, ainsi qu'il arrive toujours du reste pour l'omoplate par suite du mode d'insertion des muscles sous-scapulaire, sus et sous-épineux, qui remplissent les fosses de même nom. Les symptômes cliniques de cette fracture doivent donc être absolument identiques à ceux d'une fracture du col de l'omoplate, et l'erreur de diagnostic était, croyons-nous, impossible à éviter (voir fig. 3).

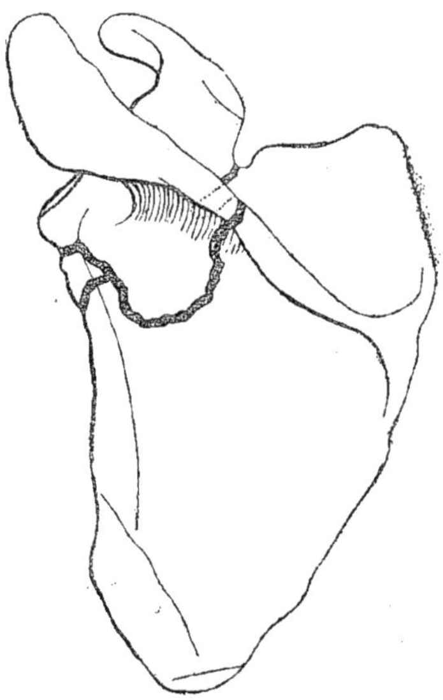

Fig. 3

XIII

Il s'agit dans cette expérience d'une omoplate recouverte de tous ses muscles et des téguments.

Elle avait été enlevée au cadavre avec tout le bras qui fut maintenu en place pendant toute la durée de l'expérience. Solidement fixée dans un étau, un coup de maillet d'une extrême violence est porté sur l'apophyse acromion. Je disséquai ensuite l'omoplate, et voici ce que je constatai : l'acromion est fracturé ; le trait de facture, irrégulier et parallèle à la direction de l'épine, est distant du sommet de l'apophyse en arrière de quarante-trois millimètres, en avant de quarante-huit. Tout le reste de l'os est absolument intact. Un deuxième coup est alors porté simultanément sur l'apophyse coracoïde et ce qui restait de l'acromion ; il se produit un arrachement de toute l'épine, excepté son quart interne. Le troisième coup provoque une fracture commençant à l'échancrure coracoïdienne et descendant verticalement dans les fosses sus et sous-épineuse, comprenant par suite, la moitié supérieure du col pour se terminer à la moitié de cette dernière fosse.

DEUXIÈME SÉRIE D'EXPÉRIENCES

CHOCS INDIRECTS

Les expériences qui suivent ont été faites pour répondre au désir de M. Farabeuf. Les chocs ont été portés sur la tête de l'humérus ou sur le coude et transmis à l'omoplate par les ligaments articulaires préalablement tendus et maintenus tendus par une attitude imposée et fixe. Ce sont les ligaments antéro-supérieurs que nous avons utilisés pour solidariser la tête qui recevait les chocs avec la cavité glénoïde ; c'est-à-dire que nous avons porté et fixé l'humérus dans l'adduction et la rotation en dehors.

Nous avons la bonne fortune de pouvoir mettre sous les yeux du lecteur, la réduction d'une des planches murales dessinées par M. Farabeuf pour ses leçons du semestre dernier. Il ne sera peut-être pas superflu de consacrer quelques lignes à l'explication de cette figure.

La capsule scapulo-humérale est largement ouverte en arrière et débarrassée de la tête articulaire par un trait de scie. On voit donc l'intérieur de toute la moitié antérieure du manchon fibreux et, grâce à l'extirpation du cul-de-sac synovial du tendon sous-scapulaire, on aperçoit très nettement la boutonnière par laquelle le bord supérieur de ce tendon (S) pénètre dans l'articulation pour aller s'attacher entre le col anatomique et la petite tubérosité de l'humérus

Le ligament coraco-huméral (1) est situé à l'extérieur et au-dessus de la capsule qu'il renforce..

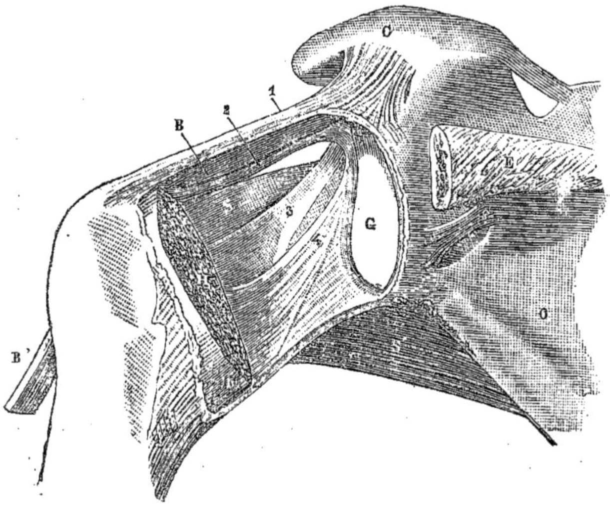

Fig. 4

FIG. 4. — L'intérieur de l'articulation scapulo-humérale gauche, vu d'arrière en avant après ablation de la moitié postérieure de la capsule et résection de la tête articulaire.

O, fosse sous-épineuse; — E, bord postérieur de l'épine (l'acromion a été réséqué); — C, apophyse coracoïde; — G, cavité glénoïde; — H, surface de section du col anatomique de l'humérus; — B, tendon bicipital, portion intra-articulaire; — B', portion brachiale du même tendon; — S, tendon du sous-scapulaire, son bord supérieur intra-articulaire; S', bord inférieur du même muscle, vu dans l'angle scapulo-huméral. — 1, ligament coraco-huméral; — 2, ligament gléno-sus-huméral; — entre 2 et 3, la boutonnière du tendon du sous-scapulaire S; — 3, ligament gléno-pré-huméral, faisceau supérieur; — 4, faisceau inférieur du même.

Le tendon du biceps (B), intra-articulaire, est sous-jacent au ligament précédent. Entre le bord antérieur du tendon bicipital et la boutonnière du sous-scapulaire, existe un renforcement de la capsule qui mérite le nom de ligament *gléno-huméral* (2), et a reçu le nom de *sus-gléno-*

sus-huméral. C'est la lèvre supérieure de la boutonnière du tendon sous-scapulaire.

Au-dessous de la pénétration de ce tendon, la capsule est renforcée généralement par deux faisceaux fibreux déjà signalés par Schlemm en 1853, que M. Farabeuf n'hésite pas à qualifier *gléno-pré-huméraux*, et qui sont dirigés obliquement en dehors et en bas. Le premier de ces ligaments (3), celui qui s'insère au sommet du sourcil glénoïdien, forme la lèvre inférieure de la boutonnière du sous-scapulaire (S) ; il est en réalité *sus-gléno-pré-huméral*. Ordinairement très fort, il peut manquer quelquefois. Le second (4), se détache de la partie antérieure du bourrelet glènoïdien et descend se fixer devant et sous le col anatomique : on le pourrait appeler *pré-gleno-sous-huméral*. Entre ces deux faisceaux, la capsule est si mince que la synoviale adhère au muscle sous-capsulaire qui l'entraîne en cul-de-sac dans la fosse sous-scapulaire lorsque, se contractant, il provoque la rotation interne. Il existe encore au-dessous du faisceau inférieur (4) dans l'angle qu'il forme avec la moitié inférieure du bord antérieur du bourrelet glénoïdien, un point capsulaire très mince, presque analogue au précédent.

Nous ne dirons rien du rôle que M. Farabeuf fait jouer à ces divers ligaments dans les luxations de l'épaule. Nous nous bornerons à faire remarquer que si l'on maintient l'humérus dans l'adduction et la rotation externe, la tête de cet os est solidement fixée, scellée à la cavité glénoïde par la tension des ligaments coraco-huméral, gléno-sus-huméral et gléno-pré-huméraux. Dans cette attitude, si l'on frappe fortement en arrière de l'articulation, l'omoplate et le bras étant fixés, il pourra arriver que les os soient écrasés, broyés, mais dans le cas contraire, ou bien les ligaments craqueront, ou bien ils emporteront la pièce osseuse qui leur donne insertion. Or, cette pièce osseuse du côté du scapulum c'est l'angle externe, c'est-à-dire, toute cette partie reliée au reste de l'os par ce qu'on appelle *le col de l'omoplate.*

XIV

Il s'agit dans cette expérience de tout le membre thoracique, muni de ses muscles et de son tégument. Il est placé dans l'étau, le bras en rotation forcée en dehors, de façon à tendre le plus possible les fibres antérieures de renforcement de la capsule articulaire, et solidement maintenu dans cette position. Plusieurs coups très énergiques sont alors portés sur la partie postérieure de la tête de l'humérus au moyen d'un volumineux maillet et par l'intermédiaire d'une tige en bois de chêne, carrée du bout, de façon à bien localiser le traumatisme. L'épaule disséquée, la capsule articulaire est trouvée intacte : une partie du ligament inférieur, le plus faible ainsi que nous le savons, est arrachée. Le supérieur au contraire est dans un état d'intégrité parfaite. Je constate ensuite l'existence d'une double fracture. La première part de l'échancrure coracoïdienne, occupe tout le col de l'omoplate et se termine en enlevant une petite partie du bord axillaire. L'autre commence à la base et en dedans de l'apophyse coracoïde, contourne l'échancrure coracoïdienne et, croisant la première, vient se terminer dans la moitié de la fosse sus-épineuse, se maintenant dans tout son parcours parallèle au bord supérieur de l'omoplate.

Cette expérience si instructive à laquelle M. Farabeuf voulut bien non seulement assister, mais encore, qu'il avait disposée dans tous ses détails, tendrait à prouver, contrairement à l'opinion des auteurs, que dans certains cas, la fracture du col de l'omoplate est provoquée non par un choc direct, sa disposition anatomique le rendant presque inaccessible, mais bien par un arrachement. Cet arrachement se produirait par suite de la résistance extrême des ligaments antérieurs de la capsule scapulo-humérale, et cela, quand

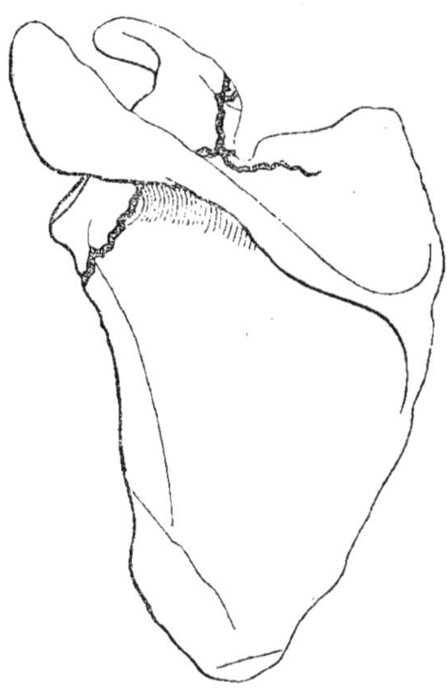

Fig. 5

bien même l'apophyse acromion aurait été rompue du même coup. Fergusson, dans son ouvrage déjà cité, figure une fracture du col de l'omoplate absolument identique à celle que nous représentons fig. 5 ; mais dans le cas qu'il rapporte, il existait en outre un second trait de fracture, parallèle au premier commençant immédiatement en dehors de la base de l'apophyse coracoïde et venant se terminer un peu au-dessus de l'extrémité inférieure de la première, détachant par conséquent la cavité glénoïde du reste de l'omoplate (voir fig. 5).

XV

Tout dans cette expérience fut disposé comme dans la précédente, seulement, il s'agissait ici d'un bras enlevé au cadavre d'un homme adulte, bien musclé, et dont l'omoplate, ainsi que je le vis plus tard, présentait une épaisseur et par suite une solidité infiniment supérieure à celle de l'omoplate précédente qui avait appartenu à une jeune femme. Plusieurs coups des plus violents sont infructueusement portés sur la tête de l'humérus immédiatement au-dessous de l'acromion. Changeant alors de tactique, je portai tous les coups sur l'acromion lui-même. Je le sentis rompre dès le premier choc et n'en continuai pas moins mes efforts, pensant que le col de l'omoplate et l'apophyse coracoïde, n'étant plus protégés par cette voûte osseuse, pourraient être plus facilement fracturés. Malgré la violence des traumatismes successifs, il n'en fut rien et la dissection me permit de constater les lésions suivantes. Elles étaient exclusivement bornées à l'acromion fracturé en deux points. Les deux traits de fracture avaient en avant un point commun d'origine situé à 4 centimètres du sommet de cette apophyse ; ils s'éloignaient ensuite de plus en plus l'un de l'autre, pour finir, le premier à 4 centimètres et demi, l'autre à 6 centimètres du sommet de l'acromion et en arrière. L'os dépouillé de tous ses muscles et son intégrité parfaite ayant été constatée, je portai un violent coup de maillet simultanément sur ce qui restait de l'acromion et sur l'apophyse coracoïde. Une fracture se produisit alors, se dirigeant presque perpendiculairement de haut en bas, commençant au bord supérieur de l'omoplate à 28 millimètres en dedans de l'échancrure coracoïdienne, et qui, descendant dans la fosse sus-épineuse, occupait toute l'épaisseur de l'épine et gagnait la fosse sous-épineuse pour se terminer au bord axillaire à 7 centimètres au-dessous de la cavité glénoïde. Le col était absolument intact ainsi que l'apophyse coracoïde.

XVI

Je procède comme dans les expériences 14 et 15. Les coups, portés directement sur la tête humérale, ne donnent aucun résultat. Ils sont alors dirigés simultanément sur l'acromion et l'apophyse coracoïde. La dissection révèle les lésions suivantes : une fracture siège sur la partie moyenne de l'acromion. Un autre trait de fracture part de l'échancrure coracoïdienne, et décrivant une courbe assez régulière vient se terminer à l'angle supérieur et interne de l'omoplate. Du milieu de cette fracture en naît une autre qui descend verticalement dans la fosse sus-épineuse, occupe toute l'épaisseur de l'épine vers son milieu, descend dans la fosse sous-épineuse, et parvenue vers le centre de cette fosse décrit une courbe à concavité dirigée en haut et en dehors pour se terminer à cinq centimètres environ de la cavité glénoïde. Trois traits de fracture naissent de celle-ci. Le premier, immédiatement au-dessous de l'épine, la longe dans tout son parcours et vient se terminer à son origine, sur le bord spinal. Le second semble continuer la fracture primitive, descend verticalement dans la fosse sous-épineuse et s'arrête à six centimètres de l'angle inférieur. Le troisième enfin, d'égale longueur que le précédent et parallèle à lui, naît à trois centimètres de l'extrémité de la fracture mère pour se terminer à un centimètre du bord axillaire.

XVII

Omoplate de femme âgée. Tout est disposé comme dans les trois expériences précédentes, et les coups dirigés d'arrière en avant sur la tête de l'humérus. Au troisième choc, un craquement est entendu, et l'omoplate disséquée, permet de voir ce qui suit. Un trait de fracture part à deux centimètres en dedans de l'échancrure coracoïdienne, descend en décrivant des sinuosités très irrégulières dans la fosse sus-épineuse, arrive à l'épine qu'elle remonte dans la moitié de sa hauteur, puis changeant brusquement de direction, devient horizontal, dirigé en dehors et contourne le bord externe de l'épine, très près de sa base qu'il occupe dans toute son épaisseur, il descend alors dans la fosse sous-épineuse pour se terminer, après avoir décrit une demi circonférence presque complète, par une ligne bifurquée dont l'extrémité supérieure est à deux centimètres au-dessous de la cavité glénoïde, et l'autre à trois centimètres plus bas. Elles comprenaient dans leur écartement un petit fragment complètement séparé du reste de l'os.

Mêmes réflexions cliniques que pour le numéro 2.

Bryant, dans le tome II, page 392 de son ouvrage intitulé « *the practice of surgery* » donne une gravure représentant une fracture de l'omoplate, absolument identique à celle de l'expérience 17. C'est la reproduction d'une préparation qui figure dans le « Guy's Muséum » sous le numéro 1097. Il en cite, mais sans le figurer, un second spécimen qui se trouve conservé au Collège royal des chirurgiens (voir fig. 6).

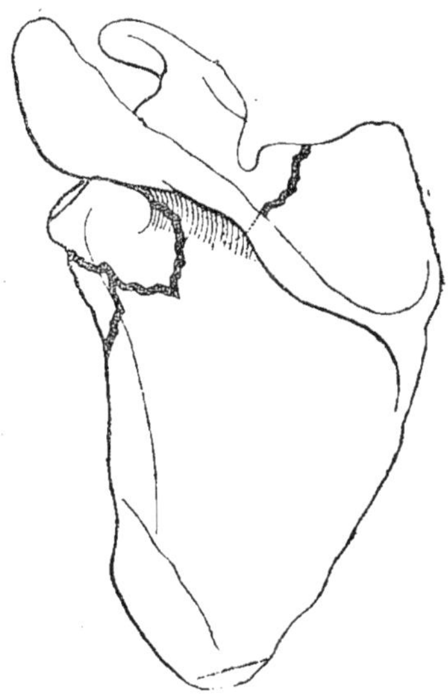

Fig. 6

XVIII

Il s'agissait, dans cette expérience, de produire une fracture du col de l'omoplate par arrachement. Me conformant aux conseils de M. Farabeuf, voici comment je m'y pris. Le membre thoracique absolument intact, je fixai l'omoplate dans un étau de bois, puis, plaçant le bras dans la flexion en arrière et la rotation en dehors de manière à tendre autant que possible les fibres antérieures de renforcement de la capsule, je donnai un coup de maillet sur le coude, l'avant-bras fléchi préalablement sur le bras, je constatai aussitôt à travers les téguments une fracture longitudinale de l'apophyse coracoïde. Le choc suivant fut suivi d'un craquement, et la mobilité de toute l'apophyse coracoïde fut constatée. Au troisième coup, nouveau craquement. La dissection révéla les lésions suivantes : 1° fracture du bec de l'apophyse coracoïde comprenant deux centimètres environ de son bord postérieur ; 2° fracture occupant la base de l'apophyse coracoïde dans toute son épaisseur et trifide du côté de l'échancrure coracoïdienne ; 3° à un centimètre de l'extrémité interne de la deuxième fracture en part une troisième qui descend dans la fosse sus-épineuse, emporte l'angle qui forme le bord scapulaire ou adhérent avec le bord externe de l'épine, et arrive ensuite dans la fosse sous-épineuse pour se terminer à un centimètre environ au-dessous de la cavité glénoïde. Il est bien entendu que dans tout son trajet, cette fracture occupait toute l'épaisseur de l'os. La capsule semblait agrandie et comme amincie, mais ne présentait de déchirure en aucun point de sa surface. Pourtant, la boutonnière qui livre passage au tendon du sous-scapulaire paraissait notablement élargie. Ainsi qui le prévoyait M. Farabeuf, se basant sur l'extrême résistance des faisceaux antérieurs de renforcement de la capsule, cette expérience a été couronnée de succès, et prouve bien plus manifestement encore que les dernières, la possibilité de la fracture du col de l'omoplate par arrachement (voir fig. 7).

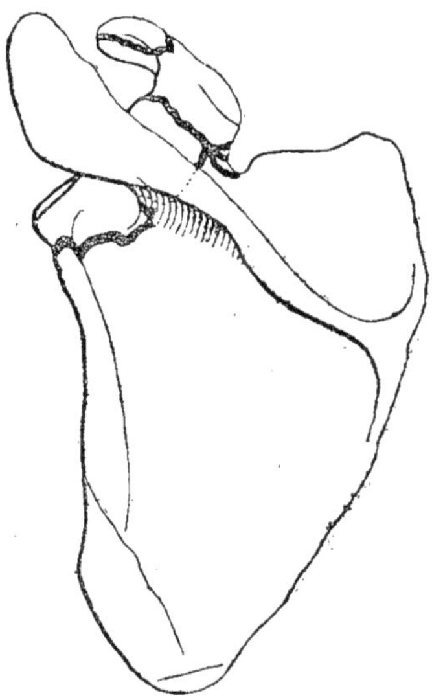

Fig. 7

XIX

Tout étant disposé comme dans la précédente expérience, et les chocs portés sur le coude ayant fracturé l'olécrane et l'extrémité inférieure de l'humérus sans amener aucun résultat apparent du côté de l'omoplate, je voulus essayer si, me servant du bras comme d'un levier et ramenant violemment l'humérus en arrière de façon à tendre autant que possible les ligaments antérieurs de l'articulation scapulo-humérale, je pourrais provoquer un arrachement du col de l'omoplate. Un craquement très accentué fut entendu, et l'épaule disséquée aussitôt, voici les désordres que je constatai. Une fracture siégeait sur l'omoplate; elle commençait à trois centimètres en dedans de l'échancrure coracoïdienne, descendait dans la fosse sus-épineuse, comprenait l'épine dans toute son épaisseur, continuait sa marche dans la fosse sous-épineuse et à cinq centimètres en dedans et au-dessous de la cavité glénoïde se bifurquait pour venir se terminer par un double trait de fracture sur le bord axillaire de l'omoplate, à trois centimètres au-dessous de la cavité pour le trait supérieur, à huit pour l'inférieur. Une simple fissure existait en outre un peu au-dessous de l'épine qu'elle longeait en dedans du premier trait de fracture. Tous les ligaments articulaires sont absolument intacts.

XX

Je voulus agir dans ce cas en me servant aussi de l'humérus comme levier, le ramenant violemment en arrière et par saccades. A un moment, je sentis de la crépitation et je trouvai en effet une fracture en forme d'Y, dont les deux branches supérieures comprenaient dans leur écartement l'angle supérieur de l'omoplate, se rejoignaient un peu au-dessus de l'épine, et dont la branche inférieure, occupant toute l'épaisseur de cette éminence osseuse, venait se terminer sur le bord axillaire, à dix centimètres environ au-dessous de la cavité glénoïde. Les ligaments articulaires antérieurs étaient dans un parfait état d'intégrité.

XXI ET XXII

Dans cette expérience et dans la suivante, je me suis servi d'un cadavre absolument intact : c'était celui d'un homme âgé d'une trentaine d'années environ et d'une grande maigreur. Des courroies passant au-dessus des omoplates et au niveau du sacrum, le fixent très solidement à une table. Le bras droit, le premier, sur lequel j'expérimentai, est amené en adduction et en rotation en dehors, de façon à tendre au maximum les fibres antérieures de renforcement de la capsule, des coups très violents sont alors portés au moyen d'un maillet en fer, du poids de quatre kilogrammes, sur la partie postérieure de la tête humérale. La tête de l'humérus fait alors une très forte saillie en avant, mais néanmoins, sans être luxée. Au dernier coup, un craquement est entendu, et je constate à la mobilité et à la crépitation, une fracture de l'humérus au niveau du corps chirurgical. La dissection démontra que la capsule était absolument intacte ainsi que toutes ses fibres de renforcement. L'omoplate est dans toutes ses parties dans un état complet d'intégrité.

L'expérience suivante fut conduite d'une manière identique et donna absolument les mêmes résultats, c'est-à-dire, fracture du col chirurgical de l'humérus avec nombreuses esquilles, intégrité absolue de l'articulation de l'épaule et de l'omoplate.

Quelles conclusions pratiques est-on en droit de tirer des expériences analysées plus haut ?

Celles de la première série, par chocs directs, prouvent jusqu'à l'évidence que de toutes les parties de l'omoplate, la plus résistante, à coup sûr, c'est le col.

Quant à celles de la seconde catégorie, dans lesquelles j'ai procédé par chocs indirects, elles ont donné des résultats assez inattendus, au moins si l'on s'en rapporte aux divers auteurs qui ont écrit sur cette fracture, et qui tous, sans exception, ne la comprennent pas produite autrement que par un choc direct. J'ai dit plus haut que tel n'était pas l'avis de M. Farabeuf, et sur quelles considérations anatomiques il basait son opinion. Ces expériences sont venues pleinement confirmer cette manière de voir, et prouver de la façon la plus manifeste que la fracture du col de l'omoplate doit être bien plutôt considérée comme une fracture par arrachement que par choc direct ; et cela, nous le répétons, grâce à l'extrême résistance des ligaments antérieurs de renforcement de la capsule, lesquels n'ont jamais été rompus, quelle que fût la violence du choc et ses résultats.

Quant à la cavité glénoïde, l'expérience XI prouve qu'elle peut être fracturée par un choc portant sur la tête de l'humérus, et cela, contrairement aux arguments de J. L. Petit, arguments purement rationnels, du reste.

SYMPTOMES ET DIAGNOSTIC

La situation du col de l'omoplate par rapport aux muscles qui viennent s'insérer soit sur l'apophyse coracoïde, soit sur le pourtour de la cavité glénoïde et aussi sur la partie supérieure de l'humérus fait prévoir quel sera le déplacement de cette fracture. Dans la plupart des cas, nous voyons, d'après les observations recueillies par divers auteurs, que le poids du membre et la longue portion du biceps entraînent en bas le fragment glénoïdien, et que ce fragment, ses rapports, avec le corps de l'os une fois perdus, est attiré dans l'aisselle par les muscles grand et petit pectoral, grand dorsal et grand rond. On conçoit d'après cela que les symptômes de cette fracture puissent en imposer pour une luxation sous ou intra-coracoïdienne. Dans l'un et l'autre cas en effet, on observe une dépression brusque sous l'acromion ; l'axe du bras est oblique en bas et en dehors, le coude à quelque distance du tronc. Il existe néanmoins des signes différentiels signalés par A. Cooper, qui permettent peut-être d'éviter la méprise. D'après cet auteur, dans les fractures, la réduction sera beaucoup plus facile que dans la luxation, mais le déplacement se reproduira dès que le membre ne sera plus soutenu ; ce qui n'a pas lieu dans la luxation. Si, après avoir opéré la réduction, on embrasse d'une main le moignon de l'épaule et que de l'autre on imprime au bras des mouvements de rotation, la crépitation sera facilement sentie.

Tous les auteurs sont unanimes à reconnaître que la plus grande difficulté de diagnostic, présentée par cette fracture, consiste à ne pas la confondre soit avec une luxation scapulo-humérale, soit avec une fracture du col anatomique de l'humérus. Duvernay pense que, outre le déplacement et la déformation de l'épaule, le gonflement de la partie, l'emphysème suivi d'œdème, une forte contusion, une ecchymose, la perte de mouvements du bras ou la grande difficulté de le mouvoir, la respiration gênée et entrecoupée, des élancements, des picotements, les tressaillements ressentis par le malade lorsqu'il se remue ou veut changer de position, pourraient faire soupçonner une fracture du col de l'omoplate. Souvent, dit-il, il survient un engourdissement de la partie et du bras, et la fièvre se déclare.

Comme signes différentiels entre la fracture du col de l'omoplate et celle du col de l'humérus, erreur qui peut être commise ainsi que nous le disions plus haut, Gross prétend que dans la fracture du col de l'humérus l'épaule conserve sa rondeur, et que le membre, au lieu d'être allongé, est raccourci ; en outre, l'acromion est moins proéminent.

Nélaton ne paraît pas avoir eu l'occasion d'observer ce genre de fracture, ce qui, par parenthèse, prouve bien sa rareté.

En effet, étudiant dans *sa pathologie chirurgicale* les symptômes de cette fracture, « la théorie indique, dit-il, que si le col de l'omoplate est fracturé, le poids du membre et la longue portion du biceps entraîneront en bas le fragment glénoïdien, et que celui-ci sera ensuite entraîné dans l'aisselle par les muscles qui s'attachent à la partie supérieure de l'humérus. » Il fait observer toutefois que le déplacement peut être beaucoup plus borné dans tous les cas où les ligaments coraco-claviculaires auraient conservé leur intégrité. Il pense néanmoins que les détails sur les déplacements, donnés avec tant d'abondance par les auteurs, paraissent plutôt déduits de vues théoriques que de l'observation directe. Décrivant à son tour les signes de cette fracture, il affirme que malgré leur ressemblance avec une luxation, ils ne tromperont jamais un chirurgien exercé.

Malgaigne affirme aussi qu'à moins d'inattention ou d'inexpérience, il n'est pas possible de se méprendre sur l'existence d'une semblable lésion. Voilà un arrêt peu flatteur pour M. John South, aide chirurgien de l'hôpital Saint-Thomas de Londres, qui publia dans les *Archives générales de médecine*, année 1840, une observation des plus intéressantes dans laquelle il commit une erreur de diagnostic, fort excusable après tout, puisque, ainsi qu'on va le voir, elle était presque impossible à éviter par suite des lésions absolument inattendues que révéla l'autopsie. Aussi, le reproche d'inattention ou d'inexpérience ne nous paraît pas devoir lui être appliqué.

Observation V

Un peintre, âgé de 58 ans, fut admis à l'hôpital Saint-Thomas le 12 avril 1838, après avoir fait une chute d'une hauteur de 30 pieds environ. Il portait une blessure du cuir chevelu ; le sang coulait de l'oreille gauche, et il y avait de plus une plaie compliquée de l'olécrâne avec plaie de l'articulation.

Le bras pendait le long du corps, et je n'aperçus au premier abord aucune lésion de l'épaule ; je l'examinai avec soin, et, faisant exécuter la rotation de l'humérus, je sentis une crépitation que j'attribuai à ce que les mouvements de l'olécrâne fracturé étaient transmis à l'humérus. Cependant, en fixant l'olécrâne et en regardant l'épaule, je vis une dépression au-dessous et en arrière de l'acromion, ce qui me fit soupçonner soit un déplacement de la tête de l'humérus, soit une fracture du col de l'omoplate ; cependant, la forme normale de l'épaule subsistait toujours. En mettant la main sur l'épaule malade et en essayant de saisir le col de l'omoplate entre le pouce et l'index (le premier étant dans l'aisselle), je fis exécuter une légère rotation du membre, et au même instant je sentis la tête de l'humérus qui se dirigeait en arrière. En replaçant le coude dans sa position naturelle, l'humérus se déplaça de nouveau, et la même dépression que j'avais observée se manifesta derrière cet os, au-dessous et en arrière de l'acromion ; l'épaule devint plus proéminente et plus arrondie en avant qu'elle ne l'est à l'état normal.

En conséquence, je crus à une luxation au-dessous de la clavicule, ayant de l'analogie avec la luxation dite luxation sous-pectorale, mais différant par son siège qui répondait au bord interne du deltoïde plutôt qu'à la face postérieure du grand pectoral.

Pour remédier à la fracture du coude, on plaça une longue attelle ouatée au devant du membre, et l'on y fixa l'avant-bras par une autre attelle qui montait jusqu'à l'articulation. On réunit les lèvres de la plaie par des bandelettes agglutinatives, lesquelles furent serrées avec de la cire à cacheter, d'après la méthode de M. Abernethy, afin de permettre l'application de vapeurs émollientes sans relâcher les bandelettes.

On replaça ensuite la tête de l'humérus en élevant le col de cet os avec le pouce et en lui faisant exécuter un mouvement de rotation. On plaça dans l'aisselle un tampon de charpie, que l'on assujettit au moyen d'un bandage attaché au côté du cou opposé à la luxation : un second bandage fut passé autour du thorax et maintenait l'avant-bras. La main était ainsi ramenée vers le tronc, tandis que le coussin soutenait la tête de l'humérus dans la cavité axillaire.

13 avril. — La réaction n'a eu lieu que tard hier au soir, le malade a eu chaud; il a passé une nuit assez bonne; le bras est légèrement tuméfié, l'épaule sensible au toucher.

14 avril. — La nuit a été bonne ; le pouls donne 120 pulsations par minute. Le bras continuant à s'enfler, le bandage étant très serré et l'attelle ayant glissé de la partie antérieure vers le côté, on défit l'appareil et on appliqua une autre attelle le long de l'avant-bras, que l'on maintint entre la pronation et la supination.

16 avril. — Nuit mauvaise : le malade tousse et vomit, et se plaint d'une douleur à la région épigastrique, 102 pulsations.

Le vomissement persista pendant la journée ; le pouls fut petit, accéléré, presque imperceptible ; on donna au malade de l'eau-de-vie et de l'arrow-root ; mais son état empira et il succomba le 17.

Nécropsie. — Ses amis s'opposant à une autopsie générale, on fut obligé de se borner à l'examen de l'épaule. En voici les résultats.

On trouva au devant de l'épaule une petite quantité de sang extravasé, et à mon grand étonnement, on constata une fracture de la clavicule à son tiers externe ; le déplacement était peu considérable. L'acromion était rompu dans l'endroit ordinaire, à un point de son extrémité, mais il n'y avait aucun déplacement, car le périoste n'avait pas été déchiré. Lorsqu'on détacha le muscle deltoïde de son origine claviculaire, l'apophyse coracoïde de l'omoplate fut trouvée fracturée à un demi-pouce de son sommet, en deux fragments inégaux ; le plus petit restait uni à une partie du ligament triangulaire et à la courte portion du biceps.

Le biceps était déchiré à son union avec le coraco-brachial, dans l'étendue d'un pouce environ, et le tendon de celui-ci, dans le point qui est confondu avec l'insertion du petit pectoral, était fixé à la plus grande portion fracturée de l'apophyse coracoïde. Le reste du ligament triangulaire était déchiré en lambeaux. A la partie antérieure de la capsule de l'articulation était une fente ayant un demi-pouce de long, à travers laquelle on apercevait le cartilage de la tête de l'humérus, qui était placée sur la partie antérieure du rebord de la cavité glénoïde, et la dépression observée en arrière, au-dessous de l'acromion, venait de l'abaissement des muscles sous-épineux et petit rond. Il n'y avait dans ce point aucune déchirure, si ce n'est une petite dilacération des muscles sus-épineux.

D'après J. L. Petit, il se produit souvent dans les fractures de l'omoplate, quel qu'en soit le siège, un accident qui augmente encore la difficulté « si grande déjà », du diagnostic : c'est l'emphysème.

« J'ai déjà reconnu, dit-il, l'emphysème pour un symptôme qui accompagne les fractures et même les contusions fortes du voisinage de la poitrine. Je ne l'ai point expliqué, ce qu'il semble que j'aurais dû faire, car il y a bien des gens qui ne pourront peut-être pas s'imaginer que l'emphysème, qui est une maladie pneumatique, puisse arriver lorsqu'il n'y a point de plaie par laquelle l'air puisse entrer. »

J'ai vu un homme qu'on avait meurtri jusqu'aux os à coups de bâton et dont presque tout le corps était devenu un emphysème. Il mourut : je l'ouvris et je trouvai partout de l'air. Tous les muscles avaient perdu leur consistance naturelle, ils ne résistaient en aucun sens, et soit qu'on les tirât en long ou en travers, la facilité à les séparer était égale. Il y a donc deux emphysèmes : l'un que produit l'air extérieur qui sort ou qui entre par les divisions ou plaies du poumon, de la poitrine ou de la trachée-artère ; l'autre (doit dépendre de la raréfaction de l'air qui se trouve dans la liqueur ou dans la substance des parties) ? »

On pourrait, croyons-nous, prendre assez facilement pour de l'emphysème ces extravasations sanguines considérables épanchées au milieu des parties molles plus ou moins contuses. Ce sang arrivant bientôt à former des caillots demi-solides, donne lieu, sous le doigt, à une crépitation fine, absolument semblable à celle de la neige ou de la farine que l'on écraserait entre les doigts.

M. Tillaux, dans son Anatomie chirurgicale, dit que la fracture du col de l'omoplate s'accompagne toujours d'un grand déplacement : l'articulation tout entière s'abaisse avec le fragment qui la supporte, l'acromion fait saillie sous la peau et le moignon de l'épaule s'aplatit. On pourrait donc croire tout d'abord à une luxation, mais ce sont là les seuls signes communs à ces deux affections, qu'un examen, même superficiel, ferait facilement distinguer l'une de l'autre.

D'après A. Cooper, il existe dans ces cas là une difformité résultant de la fracture même et en rapport avec l'étendue de la dilacération d'un ligament qui s'étend de la face inférieure de l'épine de l'omoplate à la cavité glénoïde et qui n'est pas décrit par la plupart des auteurs. Si ce ligament est rompu, la cavité glénoïde et la tête de l'humérus s'affaissent profondément dans l'aisselle, mais, s'il est intact, le déplacement est, d'après cet auteur, beaucoup moins considérable.

Dans toutes les observations précédemment analysées, nous ne trouvons mentionné nulle part un signe auquel M. le Dr Bazy attache une grande importance : il l'a constaté très nettement chez les deux sujets dont il est question dans les observations VIII et IX de ce travail, et il pense que dans des cas semblables, il pourrait être d'une grande utilité au point de vue du diagnostic. Nous voulons parler d'une douleur localisée en dedans de la ligne articulaire scapulo-humérale, et facile à provoquer par la pression exercée soit en avant, soit en arrière, soit encore au-dessous, dans le creux axillaire. Si l'on exerce en effet des pressions de bas en haut sur le coude, le bras fléchi et maintenu parallèlement au tronc, l'autre main embrassant la partie supérieure de l'épaule malade et l'immobilisant, on ne provoque pas de douleur, à moins que l'acromion, contre lequel vient buter la tête humérale, ne soit lui-même fracturé.

Soit dit en passant, pareil fait ne se produirait pas si la fracture siégeait sur le col anatomique de l'humérus, et nous avons entendu dans un cas de ce dernier genre M. le professeur Verneuil insister sur ce mode d'exploration dans les cas douteux de fracture du col de l'humérus comparés à ceux où il s'agit d'une luxation sous-coracoïdienne incomplète. L'absence de douleur à la pression exercée dans ce sens pourrait donc faire éliminer l'hypothèse de fracture du col de l'humérus, si l'on se croyait en droit de la poser. Détache-t-on au contraire le bas du tronc, si l'on exerce alors une pression de bas en haut sur le coude, l'humérus augmentant le déplacement en dedans du fragment de l'omoplate, le malade accuse une douleur vive, et dans certains cas même, si le fragment externe est en rapport par un de ses points avec le reste de l'omoplate, on peut percevoir de la crépitation. C'est ce qui est arrivé du reste dans le cas qui fait l'objet de la Xme observation. Mais, comme cette crépitation peut manquer, l'existence de cette douleur localisée en anneau en dedans de la ligne articulaire peut être, je le répète, du plus grand secours pour éclairer un diagnostic douteux. La nouveauté de ce symptôme jointe à son importance fait que nous nous sommes cru en droit d'y insister d'une façon toute particulière.

Quant à la crépitation, le moyen qui semble le plus sûr pour l'obtenir consiste, le fragment de l'omoplate dégagé du creux de l'aisselle et remis dans sa situation normale, à imprimer à l'humérus des mouvements de rotation sur son axe, l'autre main embrassant l'épaule, un doigt appuyé sur l'apophyse coracoïde de façon à saisir plus facilement la crépitation qui se transmet alors à la main par l'intermédiaire de cette même apophyse.

On comprend toutefois que dans le cas de gonflement extrême du moignon de l'épaule ou bien encore dans ceux où les ligaments coraco-claviculaires auront conservé leur intégrité et empêché par cela même le déplacement du fragment scapulaire externe, la crépitation soit très-difficile à provoquer, quelquefois même impossible. Il en sera de même pour les mouvements de bas en haut imprimés à l'apophyse coracoïde dans tous les cas où les ligaments puissants que l'unissent à la clavicule seront restés intacts.

Pour ce qui a trait aux fractures de la cavité glénoïde, s'il est quelquefois possible, d'après J. L. Petit, d'obtenir de la crépitation dans les cas récents, il est très-difficile d'en assigner le siège, et, passé un certain temps, on n'a plus à compter sur ce faible indice. Ce serait le seul signe qui pût mettre sur la voie du diagnostic.

COMPLICATIONS ET PRONOSTIC

Le pronostic d'une fracture du col de l'omoplate est toujours grave, malgré quelques cas heureux, non pas que par lui-même ce genre de fracture soit beaucoup plus dangereux qu'un autre, bien qu'il expose à des accidents en rapport avec la situation anatomique de cette région, accidents que je mentionnerai tout à l'heure, mais parce qu'il est provoqué dans la plupart des cas par un traumatisme d'une extrême violence. Le résultat des expériences que j'ai faites en est une preuve manifeste. C'est si bien la cause provocatrice de cette fracture qui en fait la gravité exceptionnelle plutôt que la fracture elle-même, que beaucoup d'auteurs pensent, et avec raison croyons-nous, que dans les cas de ce genre la fracture en elle-même n'est rien et que toute l'attention du chirurgien doit se fixer sur les désordres immédiats ou tardifs qui sont, pour ainsi dire, la règle. Vidal de Cassis dit, en effet, que cette fracture entraîne une roideur de l'articulation scapulo-humérale lente à se dissiper ; « ne pouvant être produite que par un choc très violent » ; elle est, pour cette raison, souvent compliquée d'une forte contusion qui en augmente beaucoup la gravité.

La complication la plus fréquente est la contusion, contusion d'une telle intensité que dans certains cas, les parties molles avoisinant l'articulation scapulo-humérale en arrière étaient comme broyées. Cette complication peut arriver à un si haut degré de gravité que l'on cite des cas, où à elle seule, elle a suffi à provoquer la mort. Boyer a vu un cas de fracture de l'apophyse coracoïde avec fissures gagnant l'intérieur de la cavité glénoïde : la fracture avait été produite par la percussion d'un limon de voiture sur un homme qui mourut des suites de la contusion que toutes les parties molles avaient éprouvée en même temps. J. L. Petit dit à ce propos que si la fracture du col de l'omoplate est simple et sans contusion trop considérable, elle n'est pas fâcheuse. « Est-elle au contraire accompagnée de grande contusion, de gonflement, d'emphysème ; la fièvre, la douleur, la difficulté de respirer surviennent et le danger est grand. »

L'opinion de Duverney est que l'on ne peut tirer un juste pronostic des fractures de l'omoplate, qu'au préalable l'on ne soit instruit de l'espèce de la fracture et des accidents qui l'ont produite. « Le pronostic de celles du col de l'omoplate est que, telle précaution que l'on y apporte, le malade restera estropié. » Cette doctrine nous paraît un peu exagérée ; il est des cas en effet où le blessé une fois guéri. a parfaitement joui de l'usage de son membre.

Gross parle d'un individu qui eut une fracture du col de l'omoplate provoquée par la chute d'un arbre sur l'épaule. Cet accident fut suivi de la paralysie du membre et de la cessation des pulsations dans tous les troncs artériels, conséquence évidente, dit-il, du traumatisme fait aux nerfs et aux vaisseaux axillaires. Le traitement ayant été négligé, la réunion n'avait pas eu lieu et le bras n'avait pas recouvré ses fonctions. D'après cet auteur, cette fracture aurait de grandes tendances à être suivie de roideur dans l'articulation scapulo-humérale, et plus tard, d'atrophie du bras, de paralysie des muscles « et autres accidents désagréables. »

Quelques auteurs ont remarqué que le mouvement d'abduction du bras était dans certains cas à jamais compromis : s'il en était ainsi, c'est que le nerf circonflexe aurait été lésé. Seul, en effet, il innerve le muscle deltoïde, lequel, ainsi que nous le savons, produit ce mouvement par la contraction de ses faisceaux médians. Cet accident n'a rien d'ailleurs qui puisse surprendre puisqu'on l'observe assez souvent dans les luxations scapulo-humérales, et pour le même motif. Dans tous les cas où l'on a lieu de soupçonner une semblable lésion, on pourrait, ainsi que M. T. Anger en a eu l'ingénieuse idée, vérifier au moment de l'accident l'état de sensibilité du territoire cutané de ce rameau au point de vue du pronostic.

Si nous ajoutons à ces complications déjà si diverses et si graves pour quelques-unes, les lésions, toujours possibles dans les cas de grands traumatismes, des organes contenus dans la cage thoracique, nous aurons passé en revue tout ce qu'il a été donné d'observer à propos de la fracture du col de l'omoplate.

Ainsi donc, et pour résumer, le pronostic, dans tous les cas de fracture de l'omoplate, doit être subordonné aux accidents concomitants plutôt qu'à la fracture elle-même.

Quant à la fracture de la cavité glénoïde, son pronostic est toujours très grave ; Arnott signale un cas dans lequel le blessé succomba dix jours après l'accident. D'après Follin, la mort survient, dans ces cas, plus promptement encore, à la suite d'une arthrite aiguë suppurée de l'épaule.

TRAITEMENT

Ce que nous avons dit précédemment au sujet du mécanisme des fractures du col de l'omoplate et du déplacement qui en est la conséquence fait prévoir quel en sera le traitement. Il doit répondre à deux indications principales : 1° amener la coaptation des fragments et leur maintien dans cette position ; 2° combattre les complications que la violence du traumatisme rend très fréquentes.

Boyer pense que dans toutes les fractures de ce genre, on doit fixer le bras contre le tronc afin d'assurer à l'omoplate qui se meut toujours en même temps que l'humérus, l'immobilité nécessaire à la consolidation de la fracture. Il a néanmoins observé dans certains cas que les fragments étaient mieux rétablis dans leur situation naturelle lorsque le coude restait un peu écarté du corps. On conçoit, dit-il, qu'il puisse en être ainsi chez les sujets dont la poitrine est étroite et les épaules très larges, car avec une pareille structure, le bras appliqué immédiatement sur le côté du tronc doit former un angle aigu avec une ligne horizontale tirée à la hauteur de l'articulation scapulo-humérale et par conséquent, la partie moyenne du muscle deltoïde serait dans un état de tension. Il cite des cas dans lesquels on a réussi en faisant tenir le malade au lit, le bras éloigné du tronc, et reconnaît que ce procédé, tout en étant très rationnel, imposerait au malade une bien grande contrainte. Il le repousse donc, « à moins qu'il ne s'agisse d'une femme, toujours fort curieuse de la régularité de ses formes. »

Pour l'appareil, il se contente du plus simple, auquel on ajoutera un coussin de balle d'avoine ou de toute autre substance, plus épais en haut qu'en bas. et qui sera placé entre le bras et le tronc, le plus haut possible. Cet auteur a grand soin de faire remarquer que la fracture du col de l'omoplate ne pouvant être produite que par des causes très violentes, le désordre des parties molles qui l'accompagne permet le plus souvent de les envisager comme des fractures compliquées, dans le traitement desquelles il s'agit moins de réduire que de modérer par des remèdes généraux, le régime et les applications convenables, les accidents graves qu'on a presque toujours à craindre en pareil cas.

D'après Gross, cette fracture doit être traitée de la même manière que celle de la clavicule : avec un coussinet axillaire, le coude bien élevé et l'omoplate bien soutenue, jusqu'a ce que la réunion se produise. Si les parties sont très contusionnées, il use de fomentations, de sangsues, et d'autres moyens antiphlogistiques. Il imprime des mouvements passifs à l'articulation dès la troisième semaine, et les renouvelle les jours suivants. Il croit que la consolidation peut être opérée au bout de deux mois.

Les doutes que Nélaton a émis relativement à l'exactitude des détails sur les déplacements des fragments, le conduisent naturellement à douter de la convenance des moyens que certains auteurs ont cru devoir lui opposer. Il pense que l'on pourrait, sans aucun inconvénient pour la science et la pratique, rejeter la plupart de ces appareils plus ou moins compliqués que l'on a imaginés pour maintenir les fragments en rapport. « Tous nos moyens contentifs sont également insuffisants, dit-il, le meilleur est celui qui causera le moins de gêne. Une simple écharpe qui embrasserait le coude, l'avant-bras et le bras, pourrait donc suffire. Je donnerais cependant l'avantage au bandage de Mayor, parce qu'il maintient l'épaule plus solidement. » Il rappelle que la lésion des parties voisines doit être l'objet d'une attention toute particulière et traitée par des moyens appropriés à chaque cas. D'après cet illustre chirurgien, la consolidation se produit ordinairement assez promptement, trente à quarante jours, mais il est assez commun de voir persister longtemps après de la gêne dans les mouvements par suite de roideurs articulaires.

En résumé, pour réduire une fracture du col de l'omoplate, on commencera par dégager le fragment glénoïdien du creux axillaire en agissant sur la partie supérieure du bras de dedans en dehors pendant que de l'autre main on poussera le coude vers le tronc : quand on l'aura dégagé, on repoussera le membre de bas en haut jusqu'à la hauteur convenable.

On assurera le rapport des fragments au moyen d'un coussin axillaire semblable à celui de la fracture de la clavicule : le coude sera maintenu élevé au moyen d'une écharpe passant au-dessous de lui et prenant point d'appui sur l'épaule saine. Une large bande de diachylon, mais reposant sur l'épaule malade et passant plusieurs fois au-dessous du coude, aurait le même effet. Une écharpe roulée et une longue bande fixeront le bras et le coude sur le côté du tronc. Je pense qu'il serait peut-être prudent de laisser l'appareil en place deux mois environ, la consolidation se faisant quelquefois attendre, comme cela est arrivé dans l'observation IX. Mais, ainsi que le conseille Gross, il faudrait, dès la fin du premier mois, commencer à imprimer à l'articulation de l'épaule des mouvements d'autant plus étendus qu'on se rapprocherait davantage du terme de la guérison définitive.

Peut-être éviterait-on ainsi, au moins en partie, ces roideurs articulaires si lentes à disparaître.

Nous savons en effet, que si les arthrites de l'épaule sont relativement rares, il n'en est pas de même des roideurs articulaires qui suivent une immobilisation prolongée du bras. M. Tillaux dit à ce sujet : « Je ne saurais trop prévenir de ce fait les praticiens. »

C'est ainsi par exemple, qu'il est fréquent de voir, surtout chez les personnes âgées, une impuissance presque absolue du bras succéder à une fracture de l'extrémité inférieure du radius, et persister assez longtemps pour que la cause première cesse d'être invoquée. On pense à un rhumatisme, à une arthrite sèche, etc. etc., tandis que la cause unique est l'immobilisation trop prolongée du membre. En conséquence, on fera exécuter à l'articulation scapulo-humérale de petits mouvements toutes les fois qu'ils ne seront pas absolument contraires au traitement. Quant aux fractures de la cavité glénoïde, leur traitement consiste à maintenir l'immobilité de l'articulation et à combattre l'inflammation par les moyens indiqués plus haut. C'est dans cette fracture surtout que les roideurs articulaires et même une ankylose complète sont à craindre.

Observation VI

Fracture du col de l'omoplate et de l'apophyse coracoïde (Duverney).

Une fille d'environ 20 ans tomba dans une carrière où elle fut trouvée morte, faute d'être secourue promptement. Son corps fut presque tout contus. Il y avait plusieurs fractures aux côtes. En examinant le bras gauche, je le crus luxé, par rapport à la facilité de le mouvoir. Je fis une incision aux téguments et aux muscles, j'ouvris la capsule ; la tête de l'humérus occupait la cavité, mais je reconnus alors la fracture du col et de l'apophyse coracoïde, qui étaient totalement séparées du reste de l'os.

Observation VII

Fracture de l'omoplate (Cooper).

Une jeune dame fut jetée hors d'un cabriolet par la chute du cheval, et le chirurgien qui fut appelé auprès d'elle diagnostiqua une luxation de l'épaule. L'extension fit disparaître tous les signes de luxation, et le bras fut maintenu par une bande. Le lendemain matin, le chirurgien m'appelle en consultation, parce que, disait-il, la luxation s'était reproduite. Je trouvai la tête de l'humérus dans l'aisselle et l'épaule assez affaissée et aplatie pour offrir plusieurs des caractères de la luxation. Toutefois, si l'on élevait l'épaule, en soulevant le bras au-dessous du coude en même temps qu'on poussait la tête de l'humérus hors de l'aisselle, la difformité disparaissait aussitôt ; mais le bras retombait et l'épaule s'affaissait de nouveau dès qu'on cessait de le soutenir ainsi. Alors, je fis exécuter au coude des mouvements de rotation ; en même temps, appliquant la main sur l'apophyse coracoïde et saisissant le sommet de l'épaule entre mes doigts, je sentis une crépitation manifeste. La nature de la lésion étant alors suffisamment éclaircie, je plaçai un coussin épais dans l'aisselle, et, attirant l'épaule dans sa position naturelle, je l'y maintins par un bandage à clavicule. Au bout de sept semaines, la réunion était obtenue sans difformité.

Observation VIII

Recueillie dans le service de M. le professeur Richet.

Le nommé X..., âgé de 48 ans, journalier, entre à l'Hôtel-Dieu le 16 janvier 1882. Il est tombé sur le dos, il y a deux jours, dans une cour pavée, il dit que son épaule gauche a porté violemment sur le sol. Il a été un peu étourdi par sa chute, mais il a ressenti une assez vive douleur dans l'épaule. Depuis ce moment, il ne peut remuer son bras. Quand nous le voyons, il est couché sur le dos, légèrement assis dans le lit. Il lui reste encore un peu de commotion cérébrale et il est encore un peu étourdi de sa chute. En soulevant sa chemise pour regarder l'épaule gauche, on est frappé de la déformation particulière qu'elle présente, et qui, au premier abord, pourrait faire croire à une luxation. En effet, la tête de l'humérus est portée en avant ; mais, au lieu d'être plus ou moins sous l'apophyse coracoïde, elle est propulsée directement en avant, du reste, il suffit d'appuyer sur elle d'avant en arrière pour faire disparaître la saillie. De même, on peut la reproduire facilement en pressant sur la tête d'arrière en avant. Pas de crépitations dans ces mouvements, pas d'ecchymose ; le gonflement est modéré.

Quand la tête est ainsi déplacée en avant, on sent sous l'acromion un creux absolument semblable à celui qu'on obtient dans la luxation sous-coracoïdienne, et dans lequel on peut enfoncer le doigt.

Les mouvements de la tête se transmettent au corps de l'humérus ; celui-ci exploré par l'aisselle, au niveau du col chirurgical, n'offre rien d'anormal. La pression sur tous les points de l'extrémité supérieure de l'humérus n'éveille aucune douleur.

Mais en pressant plus en dedans, sur une ligne qui passerait en dedans de la cavité articulaire, on détermine une douleur vive, tant en avant qu'en arrière et dans l'aisselle. Cette douleur se reproduit toujours dans les mêmes points, et n'existe ni en dedans ni en dehors de la zône sus-mentionnée. Les mouvements d'élévation du bras sont possibles quoique difficiles ; l'abduction est presque impossible ce qui s'expliquerait par la contusion du nerf circonflexe au moment de la chute.

Les mouvements de flexion et d'extension de l'avant-bras sur le bras sont faciles.

Le bras étant dans sa position normale, la pression de bas en haut sur le coude n'éveille pas de douleur car la tête humérale vient frapper contre la voûte acromiale.

Le bras étant dans l'abduction, les chocs sur le coude retentissent douloureusement dans l'épaule, en des points qui correspondent à la zône douloureuse indiquée plus haut.

L'apophyse coracoïde est fixe et non douloureuse.

En faisant exécuter des mouvements de rotation à l'humérus, on finit par déterminer à deux reprises différentes de la crépitation qui n'est pas articulaire car elle est trop dure. Il y a de la douleur dans ce mouvement.

Le lendemain, le malade est examiné par M. le professeur Richet qui constate de nouveau la crépitation d'une façon très nette et diagnostique une fracture du col de l'omoplate.

Une bande de diachylon circulaire fixe le bras contre la poitrine : une deuxième bande de diachylon passe sur l'épaule et au-dessous de la partie supérieure de l'avant-bras, fléchi à angle droit sur le bras. L'appareil est maintenu en place pendant tout le mois suivant, et le 17 février, le malade se sentant beaucoup mieux quitte l'hôpital, Revu le 20 mars, il me dit que depuis sa sortie il a toujours un peu souffert de son épaule, mais qu'il a pu néanmoins reprendre son travail huit jours après. Il se plaint de roideur dans l'articulation, mais peut exécuter assez facilement et sans le secours de l'autre main tous les mouvements que je lui prescris, tels qu'abduction, flexion, extension, etc. Le malade m'a donc paru être dans un état aussi satisfaisant que possible, étant donné l'époque relativement récente de son accident.

Observation IX

Due à M. le Dr Bazy, chef de Clinique chirurgicale à l'Hôtel-Dieu.

La femme X..., âgée de 55 ans, forte et bien constituée, se présente le 9 janvier 1882 à la consultation de l'Hôtel-Dieu. Elle raconte que, tombée la veille à la renverse dans un escalier, elle ressentit dans l'épaule une douleur très vive et un craquement. L'épaule est très tuméfiée : il existe un épanchement sanguin occupant tout le moignon de l'épaule et descendant jusqu'à la partie moyenne du bras.

A première vue, nous croyons avoir affaire à une fracture de l'extrémité supérieure de l'humérus, et nous dirigeons nos recherches dans ce sens. Tout le moignon de l'épaule est un peu douloureux, mais ces douleurs ne paraissent pas en rapport avec celles que détermine la rotation, qui, du reste, fait sentir de la crépitation.

Nous ne trouvons rien à l'examen du creux axillaire. Nous dirigeons alors nos recherches en dedans de la ligne articulaire et constatons à ce niveau une zône douloureuse très nette : elle existe en avant, en arrière et en bas : à ce niveau, les douleurs sont très vives et la malade supporte très difficilement les moindres pressions.

Du reste, malgré le gonflement énorme, nous pouvons, par la pression d'arrière en avant, faire faire à la tête une saillie appréciable en avant, comme s'il s'agissait d'une luxation.

Les mouvements spontanés du bras sont très-douloureux, très-limités, très-difficiles.

La pression sur le coude, le bras parallèle au tronc, ne donne pas de douleur; au contraire, la pression sur l'épaule et très-douloureuse.

La malade refusant d'entrer à l'hôpital, nous lui appliquons un bandage circulaire en diachylum, fixant le bras au tronc, et un second bandage, celui-ci vertical, passant sur l'épaule et au-dessous du coude, fléchi en angle droit.

7 février. — La malade revient, le gonflement n'existe plus, mais

les mouvement imprimés à l'humérus provoquent encore de la crépitation.

L'appareil est remis en place.

Bien que M. Bazy lui eût instamment recommandé de revenir dans quelque temps, il n'a pas revu cette malade.

Observation X (personnelle)

En décembre 1877, le nommé X..., ouvrier maçon, âgé de 38 ans, était occupé, avec quelques camarades, à soulever, au moyen d'une machine appelée chèvre, un énorme bloc de pierre. Ayant interrompu leur travail avant que ce bloc fût arrivé à la hauteur voulue, la pièce en fer qui s'engageait dans la roue dentée du treuil et qui servait d'arrêt, vint brusquement à se rompre, et la pierre retombant de tout son poids fit décrire aux leviers de la machine un mouvement de rotation des plus rapides. Ces leviers étaient formés par d'énormes barres en bois de chêne. L'un d'eux vint frapper à l'épaule et d'arrière en avant X..., qui fut projeté très violemment sur le sol. Relevé aussitôt presque sans connaissance, il se plaignait bientôt après de douleurs extrêmement vives dans l'épaule, le cou et le bras. Transporté à l'Hôtel-Dieu de Toulouse, le chef de service constata les désordres suivants. Toute l'épaule est énormément tuméfiée : une ecchymose occupe tout le moignon de l'épaule et descend jusqu'au coude. L'acromion est mobile, l'épaule aplatie : le bras soulevé par le coude, une main glissée sous l'aisselle, l'épaule reprend sa forme normale et en même temps on entend de la crépitation. On constate dans ce mouvement la mobilité de l'apophyse coracoïde, et par la pression, une douleur très vive au niveau du quart externe de la clavicule.

On diagnostique une fracture de l'acromion, de l'omoplate, en dedans de l'apophyse coracoïde et de la clavicule. Des compresses émollientes sont placées sur l'épaule et le bras est soutenu par une écharpe. Le soir, la fièvre s'allume, le malade délire ; le lendemain l'état s'aggrave ; des frissons apparaissent le troisième jour et le quatrième, la mort survient. A l'autopsie, on constate une attrition considérable des muscles de la région, et un épanchement sanguin considérable, surtout dans le creux de l'aisselle. L'acromion est fracturé tout près de sa base ; la clavicule l'est aussi un peu en dehors des ligaments coraco-claviculaires. On constate en outre un trait de fracture qui, commençant un peu en dedans de l'échancrure coracoïdienne, vient effleurer la base de l'acromion pour se terminer à deux centimètres environ au-dessous de la cavité glénoïde. Tout le reste de l'omoplate est intact ainsi que la tête de l'humérus. L'articulation scapulo-humérale paraît violemment enflammée.

CONCLUSIONS

Les fractures du col de l'omoplate et de la cavité glénoïde sont des plus rares, par suite de la situation anatomique de ces parties.

Elles ne peuvent être produites que par un traumatisme d'une extrême violence, presque toujours dirigé d'arrière en avant, en ce qui concerne le col de l'omoplate. Celles de la cavité glénoïde ne se produisent guère que par propagation, et surtout à la suite de fracture de l'apophyse coracoïde.

Le choc portant d'arrière en avant sur la tête de l'humérus, cet os étant dans l'adduction et la rotation en dehors, la fracture du col de l'omoplate pourrait aussi se produire, par suite de la résistance extrême des ligaments antérieurs de renforcement de la capsule articulaire. Les expériences XVII et XVIII en sont une preuve manifeste et donnent pleinement raison à l'idée qu'*a priori*, M. Farabeuf se faisait de leur mécanisme.

Dans l'une et l'autre fracture les complications immédiates ou lointaines sont des plus fréquentes et souvent graves.

Le diagnostic est, pour les fractures du col, assez facile ; presque impossible au contraire pour celles de la cavité glénoïde.

La fréquence et la gravité des complications assombrit leur pronostic.

Pour le traitement, les appareils les plus simples sont les meilleurs.

Toutes les fois que la chose est possible, des mouvements doivent être imprimés à l'articulation scapulo-humérale dès les trois ou quatre premières semaines, afin d'éviter ou, du moins, d'atténuer le plus possible les roideurs articulaires consécutives.

INDEX BIBLIOGRAPHIQUE

Albucasis. — (De chirurgia Oxonii), 1778.
Duverney (J.-G.). — Traité des maladies des os, 1751. Tome I.
Heister. — Institution de chirurgie, 1770.
Desault (B.-J). — Œuvres chirurgicales, 1813. Tome I.
Malgaigne. — Traité des fractures et des luxations.
Nélaton. — Pathologie chirurgicale. Tome I.
Vidal de Cassis. — Pathologie externe.
Boyer. — Traité des maladies chirurgicales.
J.-L. Petit. — Œuvres chirurgicales.
Journal de chirurgie de Malgaigne. Tome III.
idem. idem. année 1843.
Archives générales de médecine 1840. Tome VIII.
Richet. — Traité d'anatomie médico-chirurgicale.
Tillaux. — Traité d'anatomie topographique.
Panas. — Dictionnaire de médecine et de chirurgie pratiques (article épaule).
Lartigau. — Contribution à l'étude des fractures de l'omoplate. Thèse, Paris 1877.
Erichsen. — The science and art of Surgery. London 1872.
Gross. — System of Surgery. Philadelphia 1864.
Holmes. — A system of Surgery. London 1860.
Gurlt. — Traité sur les fractures des os. Berlin 1864.
Bryant. — The practice of Surgery, 2e édition. London, 1879.
Fergusson. — A system of practical Surgery, 5e édition, London, 1870.
S. Astley Cooper. — Œuvres chirurgicales complètes. Traduction de Chassaignac et Richelot. Paris, 1837.
Lonsdale. — Fract. Treat. on fractures, 1838.

A. Bérard. — Article omoplate, in Dict. de médecine, t. XXII. Paris, 1840.

Janson. — Mélanges de chirurgie. Paris, 1844.

Hamilton. — Fract. Treatise on fractures and dislocations. Philadelphia, 1860.

A. Brockenhuis. — De fractura colli scapulæ et processus coracoidei. Icnæ, 1862.

Lotzbeck. — Die fract. des schulterblatthalses. In Deutsch klinik, t. XIX, 1867.

J. Putz. — Ueber die Brüche des schulterblattes. Greifswald, 1868.

Ashurst. — Fracture du col de l'omoplate. In transact of collège Physic, t. VIII. Philadelphia, 1875.

Monagau. — Fracture du col de l'omoplate. In Britisch medical Journal, 1876.

Follin. — Traité élémentaire de pathol. ext., t. II. Paris, 1867.

Dumont. — Des fractures du corps de l'omoplate. Thèse de Strasbourg, 1864.

Couhard. — Des fractures du corps de l'omoplate. Thèse de Paris, 1866.

Imp. DERENNE, Mayenne. — Paris, boulevard Saint-Michel, 52.

www.ingramcontent.com/pod-product-compliance
Ingram Content Group UK Ltd.
Pitfield, Milton Keynes, MK11 3LW, UK
UKHW031935260826
14628UKWH00004B/1636

9 782019 650353